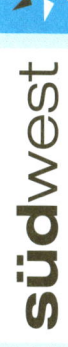
südwest

WILLY LODERHOSE

## DAS BESTE AUS

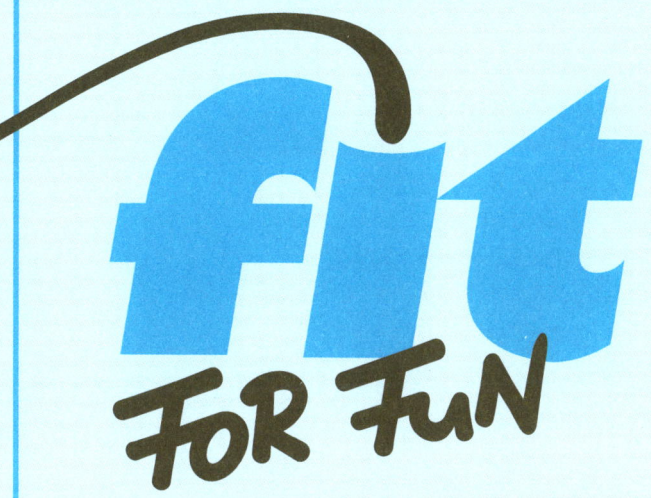

**Fit, schlank und entspannt –
die Anleitung!**

# Inhalt

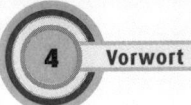

# Das neue, ganzheitliche Konzept

Sie kennen das ja: Alle paar Monate wird in Sachen Fitness eine neue Sau durchs Dorf gejagt. Joggen ohne Unterlass, Radeln bis die Puste ausgeht, Skaten am Rande des Ellenbogenbruchs und am Ende ein anstrengendes Pilates-Workout. Noch schlimmer ist es, wenn man ein paar Kilo abtrainieren möchte und sich im Diätendschungel verirrt: Wer sich hier dickköpfig verrennt, ist ganz schnell out und erreicht – nichts.

Natürlich fahren FIT FOR FUN-Redakteure seit Jahren zu den Sportmessen und wissen, wie sich aktuell Waschbrettbäuche antrainieren lassen oder welches neue Abnehmritual gerade in ist. Den ganz Harten unter uns könnte ich jetzt auch ohne Weiteres Kitesurfen, Dinner-Cancelling oder Power-Yoga als Fitnesstipps des Jahres verkaufen. Das mache ich aber nicht, denn es ist für Sie (ebenso wie für mich), ehrlich gesagt, unerheblich.

## Fitness als Lebensgefühl

Die Wahrheit zum Thema »Fitness« liegt nämlich woanders, besonders dann, wenn man unter Fitness vor allem ein aktives, selbstbestimmtes Leben versteht – um das überstrapazierte Wort »Lifestyle« nicht zu gebrauchen – und dabei vornehmlich an die »breite Masse« denkt. An Sie und mich, nicht an Extremsportler. Diese Wahrheit ist, wie so oft, ganz einfach. Sie liegt, und das ist der größte und wichtigste Fitnesstrend der nächsten Jahre, in einem Ansatz, dem das Gesamtkunstwerk Mensch wichtig ist.

Die drei Zauberworte dabei lauten Bewegung, Ernährung und Entspannung, und allein die Kombination dieser drei Eckpfeiler führt zum Ziel. Zu welchem Ziel? Heute können wir Menschen in den Industrieländern aufgrund unserer oftmals sehr guten

Lebensumstände länger leben – und das wollen wir natürlich möglichst gesund und fit. Da ist es erstaunlich, wie wenig produktiv viele, vor allem jüngere Menschen mit ihrer Gesundheit umgehen. Allein die Hoffnung auf eine gute medizinische Versorgung im Ernstfall kann es doch nicht sein!

## Der ultimative Fitnesstrend

Das oben genannte Ziel erreichen Sie am besten, wenn Sie natürlichen Prozessen wieder etwas mehr Raum in Ihrem Leben geben. Das ist DER Fitnesstrend – und nicht erst seit diesem Jahr! Wir bei FIT FOR FUN nennen das den ganzheitlichen Ansatz. Der geht immer von der Natur aus, denn die hat es geschafft, uns in Hunderttausenden von Jahren lebenstüchtig zu machen und uns dazu einen genetischen Code einprogrammiert, von dem manche heute glauben, man könne ihn mit den Segnungen der Zivilisation einfach umgehen.

Autos, Junkfood, Internet? Nein, die Passwörter für diesen genetischen Code sind andere: Bewegung, Ernährung, Entspannung. Nichts anderes als diesen Dreiklang verkaufen wir Ihnen mit unserer Marke FIT FOR FUN seit nunmehr 15 Jahren. Über 30 Millionen Menschen in Deutschland kennen diese Marke, sie ist längst ein Synonym für die Fitnessbewegung in Deutschland. Natürlich muss sich auch eine solche Marke im Laufe der Zeit wandeln. In der hedonistischen Ära der frühen 90er-Jahre, als die Fitnesswelle aus den USA zu uns herüberschwappte, gab es zu diesem Thema in Deutschland nur diese Zeitschrift. Knapp 400 000 Käufer und fast 2 Millionen Leser verbanden damit Körperkult, Schweiß und gutes Aussehen um jeden Preis. Damals hat man Sport gemacht, um gut auszusehen und Spaß zu haben – heute macht man Sport vor allem, um gesund zu sein.

## Ein paar Fakten

FIT FOR FUN hat:

▶ Rund 2 Millionen Leser pro Ausgabe

▶ Rund 40 000 redaktionelle Seiten seit 1994 veröffentlicht

▶ Insgesamt rund 40 Millionen Hefte verkauft

▶ 60 Bücher veröffentlicht, darunter die vielfach preisgekrönte FIT FOR FUN-Diät

▶ 5 Jahre lang die Fernsehsendung FIT FOR FUN TV produziert

▶ Mit www.fitforfun.de eine der besten Websites zum Thema »Fitness«

▶ Viele Extras zu bieten, etwa Ernährungsprodukte, Sport- und Küchengeräte, Events, Seminare und vieles mehr.

Mit anderen Worten: FIT FOR FUN ist heute das mit Abstand reichweitenstärkste Lifestyle-Magazin Deutschlands.

## Paradigmenwechsel

Die gesellschaftlichen Bedingungen haben sich seit Beginn des neuen Jahrtausends geändert – der Niedergang der New Economy mit dem Platzen der ersten großen Internet-Blase, der 11. September mit all seinen Nachwehen, die Anzeichen wirtschaftlicher Rezession. Das ungebremste Wachstum hat auf jeden Fall eine Pause eingelegt. Mit Spaß allein kommt man im Leben heute nicht mehr weiter. Die alten Werte haben sich verändert – den Menschen ist es heute wichtiger, im Einklang mit sich und der Welt zu sein. Physis und Psyche finden hoffentlich zu einer neuen Balance – und das mit viel neuem, noch bewussterem Genuss und mit viel Lebensfreude!

Es ist ein großes Glück, dass wir durch Forschung und Technik heute den Schlüssel zu einer besseren Lebensweise in der Hand haben. Und es ist eine Tragödie, dass wir diesen Schlüssel oftmals nicht oder nicht richtig anwenden. Globale Probleme wie der Klimawandel oder die in jüngster Zeit immer akuter werdenden Hungersnöte in vielen Teilen der Welt sind bekannt, und es gibt auch Lösungsansätze – zumindest in der Theorie.

Doch in einer Welt, in der wir uns Gedanken darüber machen, wie wir den Tank unserer Geländewagen füllen, sorgen andere sich darum, dass ihr Magen gefüllt wird. Dort gibt es im Umkreis von Hunderten von Kilometern kein sauberes Trinkwasser, hier sind wir satt, überfressen und dick, weil wir weder im Einklang mit der Natur noch im Einklang mit unserer genetischen Vorbestimmung leben.

## Drei Dinge braucht der Mensch

Dass unser FIT FOR FUN-Dreiklang auch ohne übermäßigen Konsum und übertriebenes Anspruchsdenken funktioniert, ist lobenswert, praktisch und für alle, die mitdenken, auch noch preiswert.

Drei Dinge also sind entscheidend auf unserem Weg zu uns selbst und in eine bessere Welt: Bewegung, Ernährung und Entspannung. Alle nachfolgenden Tipps und Ideen ranken sich um diesen Dreiklang und sind so inzwischen auch der Ordnungsfaktor in unserem monatlichen Magazin und damit auch in diesem Buch.

Ich möchte Sie auf diesen Seiten weitgehend mit professoralen Anmerkungen, Einzelheiten von Studien, schwer zu verstehenden Expertenstatements und Zitaten verschonen. Dennoch aber gilt: Alles, was ich Ihnen hier locker beschreibe, ist untermauert von wissenschaftlichen Untersuchungen, die es zu unserem ganzheitlichen Ansatz als Elixier für ein langes und genussreiches Leben gibt. Alle Tipps und Empfehlungen entsprechen dem aktuellen Stand der Forschung. Die wissenschaftlichen Quellen und Namen der Experten können Sie in den FIT FOR FUN-Titelgeschichten nachlesen.

## Fitness für sich entdecken

Scherzhaft werde ich immer wieder gefragt, ob man bei einer Redaktionskonferenz von FIT FOR FUN Liegestütze oder so etwas machen müsse, hier bei uns gäbe es ja fast nur Waschbrettbäuche und kernige Surfer. Doch auch Fitnessredakteure sind normale Leute, die sich nur einigermaßen gesund durchs Leben schlagen.

Ich beispielsweise habe Kommunikationswissenschaften studiert, zur gesunden Lebensweise kam ich erst nach dem Studium. So betrachtet, kommt FIT FOR FUN meiner momentanen Lebensphase schon entgegen, denn es gibt tatsächlich ein Alter, in dem man für einen schlanken Körper etwas mehr tun muss als früher.

▸ Inzwischen bin ich ausdauer-sportlich, aber wirklich ausschließlich für mich allein und meine Lust am Leben! In der Schule hat man mich bei Mannschaftsspielen immer als letzten gewählt, und wenn heute Outdoor-Action oder echter Trendsport angesagt ist, gelte ich bei Kollegen und Freunden eher als ängstlich.

▸ Inzwischen ernähre ich mich besser als zu Studentenzeiten. Ich rauche seit Langem nicht mehr, trinke wenig, gehe aber trotzdem gelegentlich mit meinen Kindern ins Fast-Food-Restaurant, vor allem wegen der leckeren Pommes.

▸ Inzwischen weiß ich, wie wichtig Entspannung für den ganzheitlichen Lebensentwurf ist. Das ändert schließlich nichts daran, dass ich manchmal ziemlich hektisch bin und nicht weiß, wohin mit meinen Händen. »Notorisch motorisch« nannte ich das früher, und selbst zwei Jahre Yoga haben daran nicht viel ändern können.

## Für ganz normale Menschen

Einige meiner Kollegen schlagen mir immer wieder einmal große Marathon-Geschichten für unser Heft vor: »Du weißt ja, in New York, Berlin, Hamburg oder sonstwo laufen inzwischen Zehntausende von Menschen durch die Städte – ganz tolle Leser wären das.«

Sind wir doch einmal ehrlich: Wer es schafft, 42 Kilometer am Stück zu laufen, hat bereits eine gewaltige Leistung vollbracht! Schlank sind diese Dauerläufer alle, und die meisten von ihnen werden sich auch bewusst und ausgewogen ernähren. Vielleicht sind sie noch nicht entspannt auf ihrem Weg zu einer neuen Bestzeit, aber hoffentlich auch nicht allzu verbissen. Wie auch immer: Diese Menschen brauchen FIT FOR FUN nicht wirklich.

Viel mehr interessieren uns die Millionen von Menschen, die in diesen Städten an den Straßen stehen und den Marathonläufern und Radfahrern zujubeln. Solch eine fantastische Leistung möchten sie auch hinbekommen, zumindest ansatzweise. Persönlich fühle ich mich diesen Zuschauern näher als den Läufern. Sie auch?

Bleiben Sie FIT!

*Ihr Willy Loderhose*

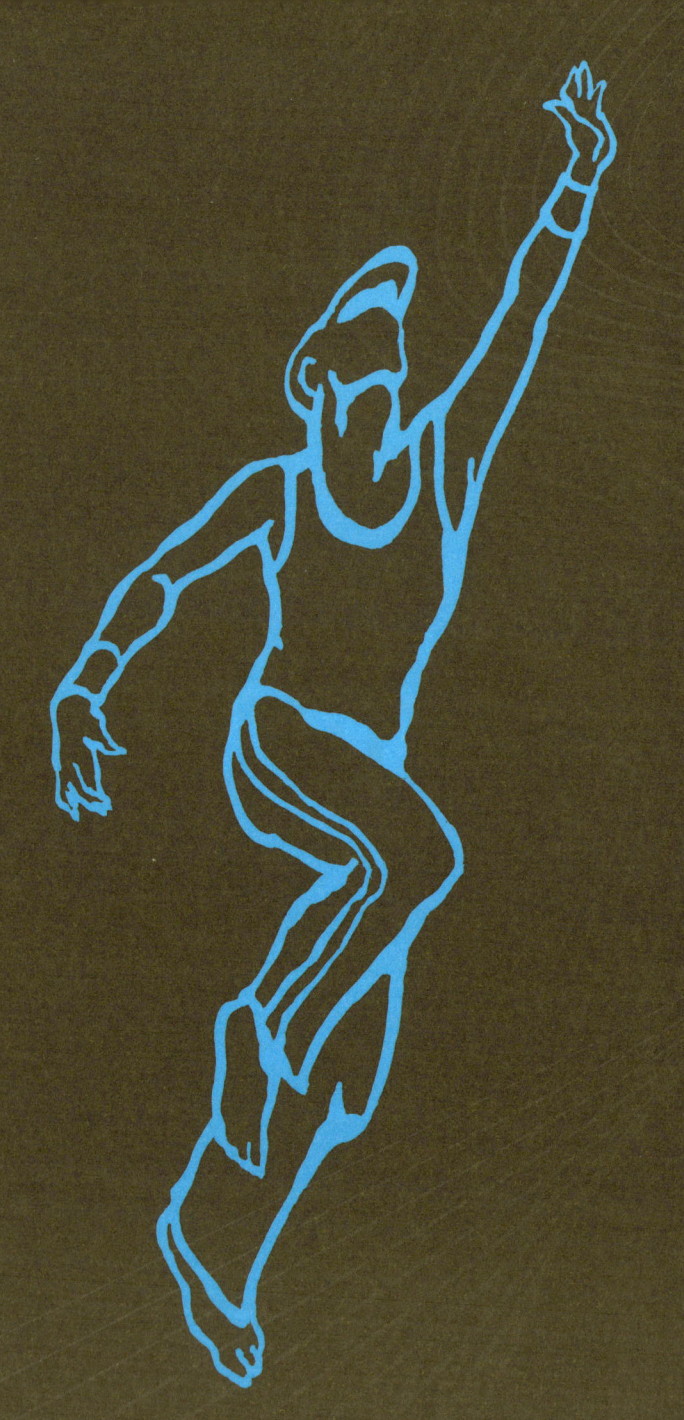

## Kapitel 1

# Warm-up

Vor jedes Fitnesstraining gehört ein Warm-up-
Programm, damit Ihr Körper in die Gänge kommt.
Und genau das wollen wir mit den folgenden Seiten
bei Ihnen erreichen: Wir wollen Sie dazu motivieren, in
Bewegung zu kommen, sich klar zu machen, wie wichtig eine ausgewogene Ernährung ist und wie Sie Körper
und Geist mit Entspannung verwöhnen. Setzen Sie sich
ein Ziel und bleiben Sie dran!

# Sei du selbst

Gleich zu Anfang steht die wichtigste Maxime unseres Konzepts: Wir möchten Sie auf keinen Fall im Kern verändern. Wir möchten natürlich, dass Sie an sich arbeiten, d. h., wir möchten einige Ihrer natürlichen Anlagen wieder zum Vorschein bringen.

Denn jedes Individuum ist einzigartig. Außerdem können wir Sie gar nicht ändern – alle Entscheidungen rund um Ihr Leben müssen Sie ohnehin selbst treffen. Versuchen Sie also erst gar nicht, sich komplett zu ändern, es wird Ihnen mit an Sicherheit grenzender Wahrscheinlichkeit sowieso nicht gelingen.

Vor einigen Jahren, als ich erstmals in meinem Leben eine Führungsaufgabe bei einer Zeitschrift übernehmen durfte, stellte mir mein Chef einen Personal Coach zur Seite. Der redete ungefähr eine Stunde mit mir und gab mir genau diesen Rat: »Wenn Sie beginnen, sich zu verstellen und nicht mehr Sie selbst zu sein, haben Sie schon verloren.«

## Stärken erkennen

Dass Sie Schwächen haben, wissen Sie vermutlich. Wahrscheinlich ist der innere Schweinehund Ihr liebstes Haustier; wenn die Hose mal wieder kneift, ahnen Sie auch, dass Sie ein paar Kilo zu viel mit sich herumtragen; und der Blick in den Spiegel verrät Ihnen schonungslos, wie weit Sie vom Waschbrettbauch entfernt sind. Mit dem Rauchen aufzuhören ist nicht schwierig – das haben Sie schon unzählige Male geschafft. Doch wissen Sie, dass Sie auch Stärken haben? Und auf denen gilt es aufzubauen!

Vermutlich wissen Sie auch, dass Sie manchmal ein Motivationsproblem haben – und allein dieses Wissen ist der erste, große Schritt zu einer Weiterentwicklung. Erkennen Sie zunächst alles

Positive in sich, und machen Sie sich klar, dass es niemanden gibt, der mit sich selbst immer einverstanden und zufrieden ist.

## Falsche Ideale

Bleiben wir beim Beispiel Übergewicht: Zu fast allen Zeiten der Menschheitsgeschichte waren die Menschen etwas rundlicher. Erst in der heutigen Zeit, in der hochverarbeitete Nahrung und der ständige Zugriff auf alles, worauf wir Lust haben, viele von uns tatsächlich dicker gemacht haben, gilt das Ideal des muskulösen, speckfreien Körpers!

Es gibt längst den wissenschaftlichen Beweis dafür, dass dieses Ideal gar keines ist. Gerade die 5 bis 6 Kilo, die viele von uns loswerden wollen, sind vermutlich die gesündesten 5 Kilo unseres Gesamtgewichts. Wer etwas mehr wiegt, kann sogar länger leben. Ist das leichte Übergewicht von heute also das Idealgewicht von morgen? Um es allerdings deutlich zu sagen: Es geht an dieser Stelle nicht um jene Zeitgenossen, die sich mit ihrer Leibesfülle in pathologischen Regionen bewegen.

Wie auch immer Sie aussehen, nehmen Sie sich an und seien Sie Sie selbst. Mögen Sie sich! Mögen Sie sich, so wie Sie sind, dann kommen Sie eher mit sich selbst in Einklang und werden auch eher etwas ändern können.

Lassen Sie sich nicht von den Schönheiten auf FIT FOR FUN- und anderen Titelbildern irritieren: Keines dieser Models musste hungern, um dahin zu kommen – und wenn doch, gibt es für unsere Casting-Beauftragten gute Gründe, sie nicht zur Fotoproduktion einzuladen.

Finden Sie Ihre Mitte. Bleiben Sie sich selbst treu und lernen Sie, gut mit sich zu leben. Das schaffen Sie, denn mit ein wenig Übung ist das ganz leicht – unabhängig von Alter, Geschlecht und anderen Voraussetzungen. Sie müssen weder Sport studiert haben noch eine Sportskanone sein, Sie müssen kein Ernährungswissenschaftler sein oder gar ein Yogi – Sie müssen einfach nur Spaß daran haben wollen, gesund durchs Leben zu gehen. Ausdauer- und Breitensport sind bei fast jedem von uns genetisch angelegt, im Laufe der Evolution bewegten wir uns automatisch. Auch waren die meisten von uns als Kinder schlank. Entdecken Sie diesen »Urzustand« wieder – denn auch in Ihnen steckt der bewegte, schlanke und entspannte Mensch. **Seien Sie selbstbewusst und halten Sie es ruhig mit Obelix, der über sich sagt: »Hier gibt's keinen Dicken. Nur einen, und der ist nicht dick.«**

## Motivation – das größte Problem

Fitness, Ernährung und damit unsere Gesundheit haben stets mit einer gewissen Grunddisziplin zu tun. Diese Grunddisziplin kann mit unseren Tipps letztlich jeder aufbringen. Was mir immer wieder wichtig ist: FIT FOR FUN ist ein Lebensgefühl und kein dogmatischer Leitfaden dafür, was man darf und was man nicht darf.

Der FIT FOR FUN-Faktor ist ein Wohlfühlfaktor, der sich nicht nach Körpermaßen richtet, sondern danach, was schmeckt und gesund ist. Das sollte in Wort und Bild natürlich entsprechend zum Ausdruck kommen, oder anders ausgedrückt: Die Menschen, die wir als Beispiele zeigen, sehen auch entsprechend gut aus. Doch das hat auch seine Grenzen: Magersüchtige Supermodels, die bei Modenschauen vom Laufsteg stolpern, sind bei uns tabu und sollten es überall sein.

## Sich aufraffen

Disziplin, Regelmäßigkeit, Gebote, eventuell Verbote: Wie geht man damit um? Wie soll man es z. B. schaffen, sich gleich nach dem morgendlichen Zähneputzen in die Sportschuhe zu zwingen und noch vor dem Frühstück 5 Kilometer zu laufen oder 10 Kilometer mit dem Fahrrad zu fahren? Das schafft doch kein Mensch …

Ich sage Ihnen, wie ich es mache: Ich frühstücke erst, zumal ich Kinder habe, die das auch müssen. Und da fängt es schon an: Man muss den Tag ja nicht gleich mit drei Spiegeleiern und Speck beginnen. Also gibt es ein kleines Käsebrot und einen Apfel, um erst einmal etwas im Magen zu haben. Das ist vielleicht etwas mehr als der trainingswissenschaftlich empfohlene »kleine Snack« vor dem Sport, aber mir bekommt es. Dann fahre ich eine Runde Fahrrad, in Hamburg runter an die Elbe, jeden Tag. Nein, das stimmt nicht. Ich habe versprochen ehrlich zu sein: 3- bis 4-mal pro Woche, öfter leider nicht.

## Belohnen Sie sich!

Das funktioniert übrigens auch im Winter und unter widrigen Wetterbedingungen. Im Ernstfall können Sie sich aber ruhig noch ein paar Motivationshilfen dazuholen, eine kleine Belohnung beispielsweise. Gönnen Sie sich neue Laufschuhe, megapraktische Funktionssportklamotten oder ein funkelnagelneues, windschnittiges Fahrrad. Sie werden sehen: Damit läuft oder fährt es sich schon ganz anders! Laden Sie sich ein paar neue Songs auf Ihren MP3-Player, und Sie werden motiviert nur so dahinfliegen.

**Als Faustregel in puncto Motivation gilt** Finden Sie heraus, was am besten zu Ihnen passt. An einem Sport, der Ihnen Spaß macht, werden Sie auf jeden Fall länger dran bleiben als an et-was, zu dem Sie sich jedes Mal zwingen müssen. Vielleicht ge-hen Sie ja nicht gern alleine laufen – dann nehmen Sie doch Ihren Hund an die Leine, laufen Sie mit Ihrem Partner oder Ihrer Partnerin, schließen Sie sich einer Laufgruppe an oder gründen Sie gleich selbst eine. Möglichkeiten gibt es genug.

Vor Jahren trafen sich dienstagabends einige Verlagskollegen zur sportlichen Runde – ich war ein paar Mal dabei, fand dann aber andere Herausforderungen. Doch wie verblüfft war ich, als ich vor Kurzem erfuhr, dass diese Leute immer noch aktiv sind. Fast jeden Dienstag, fast in der gleichen Besetzung.

**Motivation kann so einfach sein.**

# Von Profis lernen

Das sagt sich so leicht: Profis sind ja deswegen Profis, weil sie das, was wir noch lernen wollen oder müssen, bereits können, und zwar so gut, dass sie in der Regel ihren Lebensunterhalt da-mit bestreiten können. Das bedeutet, dass sie entweder studier-te Experten ihres Fachs sind – seien es altgediente Professoren oder jüngere Forscher – oder, wie bei FIT FOR FUN gelegentlich der Fall, Profisportler, die mit ihrer Sportart Geld, mitunter sehr viel Geld, verdienen. Seltener trifft beides zu – wie im Falle des Laufexperten Dr. Thomas Wessinghage, der zunächst eine Kar-riere als Weltklasse-Langstreckenläufer hinlegte, dann Medizin studierte, als Sportarzt Karriere machte und noch heute einen Marathon in für unsereinen sensationell guten Zeiten absol-viert. Obendrein gibt er seine Trainingserkenntnisse noch an Interessierte weiter.

## Eine andere Welt

Professionelle Könner ihres Fachs sind oftmals die Richtigen, die man fragen kann, um selbst tiefer in ein Fachgebiet vorzudringen. Hier ist jedoch auch Vorsicht geboten, denn es ist nicht ausgeschlossen, dass es um die Problemlösungskompetenz dieser Profis nicht optimal bestellt ist. Schließlich bewegen sie sich auf einem Level, das sehr weit von Ihrem entfernt ist, und drücken sich oft in einer Sprache aus, die man als Laie nicht mehr verstehen kann. Einen Satz wie: »Anandamine bilden vermutlich ein physiologisches anandaminerges Neurotransmittersystem mit Bedeutung für die Koordination der Körperbewegung, des Kurzzeitgedächtnisses und der Modulation von Emotion und Schmerz.« möchte ich gar nicht übersetzen, und wenn ich Ihnen erkläre, dass es mit Doping zu tun haben könnte, möchten Sie es wahrscheinlich auch gar nicht wissen.

Zeitschriften oder auch Ratgeber wie dieser neigen dazu, Sachverhalte der Einfachheit und Verständlichkeit halber zu reduzieren. Trotzdem sollten auch Profis, also Menschen, die sich im Bereich sportlicher Höchstleistungen bewegen, in der Lage sein, sich Nicht-Profis mitzuteilen. Das menschliche Wissen verdoppelt sich derzeit im Fünfjahresrhythmus, Tendenz stark steigend – da ist es unabdingbar, dass es möglichst viele Wissenschaftler gibt, die in der Lage sind, Essenzielles so aufzubereiten, dass man es auch mitbekommt!

## Gesunde Skepsis

Gesundheit, Fitness und Wohlbefinden werden auch bei künftigen Generationen Themen sein, die größer sind als die Kommunikationsindustrie – sie stellen fraglos einen der größten Wachstumsmärkte auf diesem Planeten dar.

Bedienen Sie sich folglich aller Ihnen zur Verfügung stehender professioneller Quellen, aber seien Sie vorsichtig. Lesen Sie im Internet, was es Neues gibt, googeln Sie, aber sehen Sie sich auch die Quellen an. Sie wissen ja, dass man sich im Netz – wie überall sonst auf der Welt – nicht auf alles und jeden verlassen kann. Wenn Sie genau wissen, was Sie suchen, ist die Wahrscheinlichkeit, dass Sie etwas finden, viel größer. Wie sagte Konfuzius schon vor über 2500 Jahren? »Wer sein Ziel kennt, kann entscheiden. Wer entscheidet, findet Ruhe. Wer Ruhe findet, ist sicher. Wer sicher ist, kann überlegen. Wer überlegt, kann verbessern.«

Es ist nicht leicht, Profis zu finden. Eine Möglichkeit wäre es beispielsweise, einer populären Zeitschrift, die sich einem überschaubaren Kreis von Fachgebieten verschrieben hat, zu vertrauen ...

# Von Promis lernen

Die haben es leicht, die Promis. Muss man denn wirklich wissen, wie sich die Stars aus Hollywood oder sonst woher fit machen? Meist trügt der schöne Schein sowieso, und wenn nicht: Die Reichen und Schönen haben offenbar endlos Zeit, jede Menge Geld und damit Privattrainer und sogar Chirurgen zur Hand, die in kürzester Zeit das gewünschte Ergebnis erreichen können.

Nein, damit wollen wir uns nicht befassen, denn in unserer heutigen Zeit ist buchstäblich alles möglich – so wie man mit Bildbearbeitungsprogrammen Pickel wegretuschiert und eine makellose Haut zaubert, lässt sich manch reicher Wichtigtuer heute mit dem Skalpell behandeln.

## Menschen wie Sie und ich

Echte Geheimnisse rund um ihre Schönheit haben die sogenannten Promis also nicht – für sie gilt das Gleiche wie für alle
anderen Mitbürgerinnen und Mitbürger auch. Ebenso wie wir
einen Michael Jackson bedauern, der sich aus »medizinischen«
Gründen mal wieder einem chirurgischen Eingriff unterziehen
musste, bewundern wir eine Heidi Klum, wenn sie schon bald
nach ihrer dritten Schwangerschaft wieder einen straffen Bauch
hat. Doch das ist keine Zauberei, sondern ausschließlich das
Ergebnis harter Disziplin. Denn auch Heidis inzwischen selbst
prominenter Trainer David Kirsch kocht nur mit Wasser und ist
auf die intensive Mitarbeit seiner Klienten angewiesen.

Machen Sie sich klar: Sie selbst sind der Superstar! Eine Fi-
gur wie ein Model brauchen Sie nicht, gegen eine ansehnliche
Strandfigur ist aber natürlich nichts einzuwenden. Und die bekommen Sie, wenn Sie sich regelmäßig bewegen und ausgewogen ernähren.

**Sex-Appeal ist keine Frage des Gewichts, sondern des
Selbstbewusstseins. Wenn Sie ausstrahlen, dass Sie
mit sich zufrieden sind, werden Sie auch andere davon
überzeugen.**

# Was ist eigentlich schön?

Ab und zu müssen sich auch FIT FOR FUN-Redakteure anhören,
Wegbereiter eines irrealen Schönheitsideals zu sein und sich an
unerreichbaren Models zu orientieren. Ein bisschen traurig sind
wir dann – vor allem darüber, dass die betreffenden Zeigefinger-
Zeiger unser Heft nicht lesen! »Brauchen wir nicht, das Cover

reicht uns«, sagen dann die Überkorrekten. Jetzt mal unabhängig vom geltenden Schönheitsideal: Die meisten Menschen sehen einfach lieber hübsche Exemplare ihrer Gattung auf dem Titelbild einer solchen Zeitschrift, und das ist der Grund, warum sich darauf Fotomodelle finden und keine »realen Menschen«. Und weil das so ist, verkaufen sich Zeitschriften mit Models auf dem Cover auch besser – da bildet auch FIT FOR FUN keine Ausnahme. Magermodels kommen im Heft selbstverständlich nicht vor, und auch sexistische Fotos wird man auf und in unseren Heften nicht finden. Vielleicht mögen gerade deswegen so viele Frauen die Zeitschrift? Dafür wiederum mögen wir diese Frauen – denn jede Frau, die es schafft, herrlich undogmatisch mit solchen »(Vor-)Bildern« umzugehen und sich nicht in ein Korsett zwängen lässt, um schlank, gut und glücklich auszusehen, ist eine ideale Leserin.

## Von Rubens-Schönheiten zu Strichweibchen

Unser heutiges Schön- und vor allem Schlankheitsideal ist im historischen Vergleich ohnehin etwas ganz Ungewöhnliches. Jahrhundertelang stellte man sich die »perfekte« Frau eher rundlich vor, selbst ein Doppelkinn galt in der Renaissance als Zeichen besonderer Attraktivität. Es ist noch nicht so lange her, da war es der Wirtschaftswunder-Wohlstandsbauch, den Männer präsentierten, wenn sie es zu etwas gebracht hatten. Doch das währte nur kurze Zeit, denn dass Wohlstandsspeck nicht gesund sein kann, verrieten bald die Herzinfarkt-Statistiken.

**Wa(h)re Schönheit** Dass man sowohl für die innere als auch für die äußere Schönheit etwas tun muss, dürfte jedem klar sein. Doch wie weit darf das gehen? »Darf« man sich beispielsweise Schönheitsoperationen unterziehen? Eine berechtigte Frage in

Zeiten, in denen etwa für eine TV-Karriere oft schon bloße Blend-optik ausreicht.

Wer vor einer Schönheitsoperation nicht mit sich im Reinen war und nur darauf schielt, was die anderen machen oder was machbar ist, den wird eine Nasenkorrektur oder eine Fettabsaugung auch hinterher nicht glücklich machen.

# Fit in 5 Minuten –
# wie seriös ist das denn?

Oft kann man in Illustrierten – gelegentlich auch in FIT FOR FUN – Schlagzeilen lesen wie: »Fit in 5 Minuten«. Geht das? Oder, eine noch wichtigere Frage: Spielt das überhaupt eine Rolle? Ob Ihnen nun ein Fitness-Minutenprogramm oder eine Langzeit-behandlung angeboten wird: Sie müssen wissen, was Sie wol-len. Sie müssen vor allem entscheiden, welche Wirkungen Sie wie erzielen wollen. Jede Anregung dazu, jede Workout-Übung und jeder Tipp dazu kann wichtig sein – oder nichtig.

Gehen wir einmal davon aus, dass es Ihnen um ein langes – und gesundes! – Leben geht; Sie wollen älter als 80 Jahre werden und dabei fit bleiben. Und auch wenn Sie momentan noch jung sind, müssen Sie jetzt richtig loslegen, um signifikant älter zu werden. Sie müssen es wollen, Sie müssen es mit Freude wollen und – das Schwierigste von allem – Sie müssen es auch tun.

## Fitness braucht Zeit

Aktuelle Studien weisen darauf hin, dass man das optimale Be-wegungspensum 20 Jahre lang durchhalten muss, um Langzeit-effekte zu erzielen. Wenn Sie, wie beispielsweise der Autor dieser

Zeilen, ernährungstechnisch eine eher ungesunde Studentenzeit hinter sich haben, die zudem so bewegungsarm war, dass erhebliches Übergewicht nur deshalb nicht in Betracht kam, weil man eben nicht so oft essen ging wie heute, dann müssen Sie davon ausgehen, dass es weitere viele Jahre kostet, um Ihrem Körper klarzumachen: »Nein, ich möchte nicht länger wie eine Mülltonne leben, und ich möchte auch nicht so sterben.«

Doch bevor Sie jetzt denken: »Unter diesen Umständen brauche ich ja gar nicht mehr mit der Umstellung anfangen« – schon die erste Zigarette, die Sie nicht rauchen, tut Ihnen gut, der erste Spaziergang, die ersten 100 Meter laufen, ja, bereits das Flicken Ihres Fahrrads ist ein legitimer Beginn für ein wunderbares neues Leben. So wird schon der Vorsatz zur sich selbst erfüllenden Prophezeiung, die seit Langem ein gültiger wissenschaftlicher Terminus ist. Fassen Sie den Vorsatz, dass es Ihnen ab jetzt besser geht – und er wird sich erfüllen.

**Irgendwelche Einwände?** Was also spricht gegen ein tägliches 5-Minuten-Workout? Nichts, rein gar nichts! 5 Minuten am Tag summieren sich in der Woche schon auf 35 Minuten. Und ich garantiere Ihnen: Wenn Sie es schaffen, 5 Minuten bewusste Fitness in Ihren Tagesablauf zu integrieren, schaffen Sie locker auch 10. Doch eins nach dem anderen: Denn auch 5 Minuten sind schon sehr viel, auch wenn es nach sehr wenig klingt. Denken Sie umgekehrt einmal daran, wie oft Sie 5 Minuten Ihres Lebens mit unnötigen Dingen vergeuden – mit Fernsehen, Computerspielen, Rumhängen in der Kneipe oder dem Lesen von Zeitschriften. Die Ausrede »keine Zeit« gilt ab sofort also nicht mehr! Der durchschnittliche deutsche Bürger hat rund 40 Stunden Freizeit in der Woche, Arbeit und Schlaf natürlich abgezogen. Die können Sie sich nun einteilen, und niemand hindert

Sie daran, ein paar Minuten Bewegung täglich einzubauen, die Ihnen mehr Lebensjahre schenken!

Sie werden sich in 5 Minuten sicherlich nicht von der Couch-Potato zum Marathonläufer entwickeln – doch schon 5 Minuten Fitness täglich sind eine hervorragende Investition in Ihre Lebenszeitkasse.

## Macht Extremsport fit?

In den 90er-Jahren, als FIT FOR FUN noch eine Alleinstellung unter den Zeitschriften auf dem Fitnessmarkt hatte – also praktisch keine Konkurrenz –, als Herr Kerner im ZDF noch nicht zur Prime-Time »Wie fit ist Deutschland?« ausrief, als die Tageszeitungen noch keine Fitness- oder Wellness-Beilagen hatten und die Wochenblätter noch politisch und nicht sportlich waren – in dieser Zeit entstand das sportliche Image von FIT FOR FUN.

Was eigentlich wie ein Widerspruch klingt, ist keiner: Wir waren mit die Ersten, die an der Fitnessbewegung arbeiteten, FIT FOR FUN stand praktisch als Synonym für Sportlichkeit und Fitness in Deutschland, fernab miefiger Turnhallen mit noch miefigeren Turnschuhen. Endlich etablierte sich ein Bewusstsein für Ausdauer- und Breitensport, es gab Leute, die kilometerlang um die Hamburger Alster liefen oder mit dem Fahrrad zur Arbeit fuhren. Ich weiß noch genau, wie sich die Boulevard-Medien damals darauf stürzten, als einer der ersten »Jogging-Päpste« beim Laufen an einem Herzinfarkt starb. Die Fitnesswelle wurde von vielen auch mit Skepsis gesehen. Mit Bewunderung wahrgenommen aber wurde die Zeitschrift für leistungsorientierten Sport, Kraftsport, Extremsport und die ungehemmte Lust am guten Aussehen. Gesundheit wurde zwar richtigerweise immer angesprochen, war aber letztlich nicht das große Thema.

## Vom Extrem- zum Breitensport

Viele meiner Kollegen von damals waren – und sind – begeisterte Surfer, Taucher und Wakeboarder und übten sich auch in extremen Sportarten – Voraussetzung für ein solches Engagement ist natürlich eine Top-Fitness. Mit einem »Fettkiller-Fahrrad« oder gar Wandern konnte man damals keine Auflage machen – das wäre schlicht uncool gewesen. Doch das allgemeine Interesse am Ausdauersport erwachte endlich, und Fitness entwickelte sich zum wichtigsten Katalysator für Gesundheit. Der Dreiklang von Bewegung, Ernährung und Entspannung, in Wahrheit ja schon damals nichts wirklich Neues, ziert heute Fitnessstudios, Lebensmittelmarken und Programme der Bundesregierung – öffentlich gelebt hat ihn zuerst die Marke FIT FOR FUN.

Wo, werden Sie fragen, bleiben denn all die Extremsportarten, mit denen FIT FOR FUN so lange identifiziert wurde? Sie sind nach wie vor ein wichtiger Bestandteil dieser Marke, denn sie finden so gut wie immer in einer Umgebung statt, in der man sich wohlfühlt. Doch Leser, die wirklich wakeboarden oder kitesurfen, Marathon laufen, eistauchen oder 200 Kilometer am Stück Rad fahren – diese Leser brauchen uns nicht mehr unbedingt, schon deswegen übrigens nicht, weil sie ihre eigenen Communitys im Internet haben. Es sind oft nur wenige Tausend Interessierte, die diese Sportarten betreiben, in manchen Extremsportarten sogar nur Hunderte. Und trotzdem bleibt deren Welt so faszinierend, dass sie ganz eindeutig auch zu uns gehören; sie bieten Identifikationsmomente der spannenden Art, und deshalb zeigen wir sie auch immer noch gern im Heft.

## Eine gute Mischung

Alle zwei Jahre werden in Hamburg die sogenannten Herbert-Awards vergeben, die nach dem legendären Fußballreporter Herbert Zimmermann (»Toor! Toor! Toor!«) benannt sind. Die Preise gibt es auch für guten Sportjournalismus, für die besten Sportkenner und Sportreporter. Sie werden nicht von Leser-Jurys vergeben, sondern von den Sportlern selbst – über 5000 Leistungssportler haben zuletzt mitgemacht. Bei den Preisen für den besten Sportauftritt in einer Zeitschrift gab es eine echte Überraschung für viele, für uns nicht: In den Augen der Sportler selbst berichten wir kompetenter über Sport als *Spiegel*, *Stern* oder *Focus*.

**Verdient gewonnen** hat FIT FOR FUN diesen Preis, eben mit jener faszinierenden Mischung aus dem, was für uns alle da draußen wichtig in Sachen Fitness ist, aber auch damit, welch sportliche und durchaus auch einmal extreme Höhenluft unsere Redakteure atmen können.

# Die 20 größten Fitnessirrtümer

Immer wieder ist es eine kleine Sensation, wenn sich das, was der sprichwörtliche Volksmund seit Jahrzehnten als Wahrheit verkauft, als Unwahrheit, Irrtum oder gar als faustdicke Lüge entpuppt. 20 besonders happige solcher Irrtümer haben es vom Magazin in dieses Buch geschafft. All die genannten Irrtümer – ob sie nun die Ernährung, die Fitness, die Entspannung oder die allgemeine Gesundheit betreffen, sind durch wissenschaftliche Studien mittlerweile widerlegt. Die folgenden Empfehlungen spiegeln also den aktuellen Stand der Forschung wider.

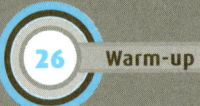 

### 1. Jeder kann so schlank werden, wie er will

Schön wär's, aber den Zahn müssen wir Ihnen gleich ziehen. Die individuelle Veranlagung, d. h. die genetische Prädisposition, verhindert bei einigen, dass sie auf bestimmte Fitness- und Diät-Programme so ansprechen wie andere. Neuere Studien zeigen, dass scheinbar ähnlich motivierte Probanden völlig unterschiedlich reagierten – sowohl in der allgemeinen Fitness als auch beim Gewichtsverlust. Immerhin zeigt das, wie wichtig individuelle Programme sind. Sie müssen ganz sicher nicht dick sein, aber dass sie aussehen wie George Clooney oder Heidi Klum ist Ihnen möglicherweise nicht in die Wiege gelegt.

### 2. Radfahren ist nicht gut für den Rücken

Das sage ich Ihnen aus eigener Erfahrung, denn ich hatte schon Rückenschmerzen und fahre gern und viel Rad. Die Wahrheit ist: Die konstanten Rund-Tret-Bewegungen sind ein ganz hervorragendes Training für die untere Rückenmuskulatur und sogar zur Rehabilitation von Bandscheibenpatienten (nicht für akute Fälle!) geeignet. Wichtig ist jedoch, dass der Sattel richtig eingestellt ist, nämlich so, dass der Hüftwinkel möglichst groß ist. Das bedeutet konkret: Sattel gefedert, Sattel hoch, Sattel leicht nach vorn, Lenker einen Tick höher. Lassen Sie sich im Zweifel von einem Fachmann beraten.

### 3. Langsam laufen verbrennt ordentlich Fett

Das ist nur insofern ein Irrtum, als dass man bei langsamem Ausdauersport einfach länger braucht, um in den Bereich der Fettverbrennung zu kommen. Das Wort »Fettverbrennung« an sich ist eigentlich selbst ein Irrtum, denn Fett wird nicht verbrannt, sondern abgebaut und das nur mithilfe einer negativen

Energiebilanz. Es ist also egal, ob Sie intensiv (mit Kraft) oder lange (mit Ausdauer) sporteln. Beides ist sinnvoll. Wer lange im Training ist, wird automatisch schneller und länger Sport machen, wer langsam anfängt, muss mehr Zeit einplanen, damit sich ein Effekt einstellt.

## 4. Wer sich nicht bewegt, stirbt früher

Sie haben garantiert einen Opa, der »Sport ist Mord« vor sich hingrantelte, mit 90 noch sein Bierchen trank und Zigaretten rauchte. Es gibt tatsächlich viele Studien, die belegen, wie lebensverlängernd Bewegung und darüber hinaus eine gesunde Lebensweise ist, aber nur wenig Material dazu, wie sich das bei Menschen, die bereits alt sind, wirklich auswirkt. Das liegt einmal daran, dass es nur wenige Studien gibt, die das Bewegungsverhalten von Menschen über Jahrzehnte untersuchen, und zum anderen daran, dass schwer zu beweisen ist, warum z.B. der Papst ohne viel Bewegung so alt wird. Gottes Ratschluss außen vor: Bewegung kann das Leben verlängern, aber Bewegung nützt nur denen, die auch Spaß daran haben.

## 5. Je mehr man sich anstrengt, desto eher hat man Erfolg

Das Quälen hat nur Sinn, wenn man es individuell und wissenschaftlich plant. Wer auf Teufel komm raus loslegt, kommt nicht zum Ziel, sondern überanstrengt sich nur unnötig. Der menschliche Körper braucht Erholungsphasen, seine einzelnen Muskelgruppen auch. Das ist der Grund, warum es Trainingspläne gibt, und auch der Grund, warum es im letzten großen FIT FOR FUN-Lauftrainingsplan so viele trainingsfreie Tage gab. Die sind nämlich genauso wichtig wie das Training selbst. Auch die Profis machen Pause.

## 6. Erst ab 30 Minuten verbrennt man Fett

Siehe Irrtum 3: Klarer Fall, in dem Moment, in dem man losläuft oder losfährt, verbrennt der Körper Fett – von der ersten Sekunde an. Nur: Die Energiebilanz am Ende des Tages ist wichtig. Was nützt es, wenn ich bei Spaziergängen ein paar Kalorien abbummle, die mir ein einziger Schokoriegel zwischendurch schon wieder aufbrummt. Umgekehrt heißt das auch: Wenn ich mich ansonsten richtig im Rahmen des großen Dreiklangs verhalte, sind auch viele kleine Fitnesseinheiten wichtig. Hier zählt jede Treppenstufe!

## 7. Dünne Menschen sind gesünder

Dass dünner nicht unbedingt gesünder ist, sieht man schon an den Magermodels. Doch leider ist das Gegenteil auch nicht wahr. Dicke Menschen gibt es viele, und leider werden es auch immer mehr. Für die Gesundheit entscheidend sind der tatsächliche Fettanteil im Körper, die individuelle Statur und wie man sich im Leben verhält. Und hier zählt, wie immer, der ganze Mensch: Bewegung, Ernährung und Entspannung. Insofern stimmt es sogar, dass manchmal gilt: Lieber ein glückliches Dickerchen als ein unglücklicher großer Schlanker – der übrigens trotzdem einen krankmachenden Fettanteil im Körper haben kann.

## 8. Wer stark schwitzt, ist nicht besonders fit

Das Gegenteil ist der Fall. Je aktiver Sie sind, desto aktiver sind auch Ihre Schweißdrüsen. Und die lernen übrigens auch dazu: Je fitter sie sind, desto eher pumpen sie Blut in die Nähe der Hautoberfläche, um es zu kühlen. Dabei steigt die Sekretproduktion an. Da riecht auch zunächst nichts – erst wenn sich im Umfeld dieser Feuchtgebiete Bakterien ansiedeln, wird es muffig, aber auch darüber darf ja heutzutage erfreulicherweise diskutiert werden. Unabhängig davon: Ich dusche gern.

## 9. Yoga ist sanfte Entspannung

Das können wirklich nur die sagen, die das noch nie gemacht haben. Die Entspannung stellt sich aus der Mischung von aktiven und ruhigen Elementen ein – auch die Atmung spielt eine wichtige Rolle. Wie mit allen Workout-Programmen, Bewegungsformen oder Sportarten ist auch mit Yoga Anstrengung verbunden, und das ist auch gut so. Wer einmal von seinem Yoga-Lehrer oder seiner Lehrerin mit Dutzenden von Chaturangas gequält wurde und schwitzend der Schlussentspannung entgegensah, hakt zwar Yoga als »sanfte« Sportart ein für alle Mal ab, möchte diese Art der körperlichen Ertüchtigung aber bald nicht mehr missen. Für Nicht-Yogis: Chaturangas sind eine besonders gemeine Form von Liegestützen, die mit etwas Übung aber sogar Spaß machen.

## 10. Bauchfett lässt sich mit gezielten Übungen abbauen

Auch FIT FOR FUN hat schon viele hervorragende Bauch-Weg-Programme ersonnen. Trotzdem gilt für alle: Der Körper baut Fettreserven rundum gleichmäßig ab. Gezielte Übungen führen zwar zu vermeintlichen Straffungen an der bespielten Stelle – trotzdem hat auch der Rest Ihres Körpers etwas von dieser Übung. Ist das nicht fantastisch?

## 11. Kaffee ist schädlich

Ein alter Hut, aber viele wissen es offenbar immer noch nicht: Kaffee begünstigt weder Herz-Kreislauf-Erkrankungen wie Herzinfarkte oder Schlaganfälle noch Diabetes mellitus oder Krebs.

Dass man hingegen nach zig Tassen Kaffee aufgrund des Koffeins ganz schön aufdrehen kann, ist wahr – doch wie Sie damit umgehen, wissen Sie sicher selbst am besten. Es gibt Leute, denen schmeckt Kaffee einfach besser, wenn er mit aufgeschäumter Milch zur Latte wird, andere machen drei doppelte Espressi vor dem Schlafengehen (angeblich) nichts aus. Mir schon.

## 12. Man muss mindestens 4 Liter Wasser am Tag trinken

Hier setzt scheinbar im Moment ein Umdenken ein. Hat die Wissenschaft bis vor ein paar Monaten noch gesagt: Je mehr, desto besser – einmal abgesehen von Unmengen, die einen tatsächlich auch vergiften können, das müssten dann aber 12 Liter am Tag oder mehr sein –, so sagt man heute: So viel, wie man Durst hat, soll man trinken. Mehr ist nicht schlecht, aber auch nicht unbedingt leistungsfördernd. Ein Ausdauersportler braucht natürlich bedeutend mehr, nicht nur beim Marathon. Doch die Zeiten, in denen man sich, nur weil es gesund sein soll, 4 Liter Mineralwasser pro Tag an den Schreibtisch stellte, sind wohl vorbei. Gott sei Dank, die hab ich nie runtergekriegt.

## 13. Fast Food ist ungesund

Haben Sie Kinder? Wenn ja, kommen Sie um diese Hamburger-Firmen ohnehin kaum herum, egal wie ernährungspolitisch korrekt Sie auch immer sein mögen. Und genau von den lieben Kleinen hab ich mir inzwischen ein Menü abgeschaut, das preiswert, lecker und nicht ungesund ist – jedenfalls dann nicht, wenn man es nur einmal pro Woche zu sich nimmt: kleiner Cheeseburger (ich möchte jetzt nicht erklären, warum der gesund sein soll), kleine Pommes (nicht extra nachsalzen), kleiner

Gartensalat, kleines Eis mit Schokosauce. Kostet unter 5 Euro, ist nicht XXL, hat wenig Fett, ein paar Vitamine und ein bisschen Zucker zur Belohnung. Und Wasser gibt es im Büro oder zu Hause praktisch umsonst.

## 14. Light-Produkte machen schlank

Hier ist es wie mit allen Dingen: Zuviel davon bewirkt das Gegenteil. Womit nicht gesagt sein soll, dass Light-Produkte dick machen, aber in der Vergangenheit hat die industrielle Aufbereitung vieler Produkte dazu geführt, dass statt des Zuckers Süßstoff verwendet wurde – und der macht hungrig. Um geschmacklich über das fehlende Fett hinwegzutrösten, ist in Light-Produkten außerdem viel Salz enthalten – und das hat die Eigenschaft, Wasser zu speichern. Wer im Rahmen einer ansonsten ausgewogenen Ernährung ab und zu Light-Produkte verzehrt, zumal, wenn sie ihm schmecken, hat keine Probleme. Wer seine Ernährung aber komplett auf diese Produkte umstellt, macht vermutlich auch an vielen anderen Stellen Fehler und darf sich nicht wundern, wenn er nicht schlanker wird.

## 15. Rohkost ist die ideale Ernährung

Es ist klar, dass in einer Rohkost-Ernährung ganz viel von dem steckt, was der Mensch braucht. Ausschließliche Möhren- und Apfelknabberer essen aber nicht ausgewogen. Sie sind nicht Robinson auf einer einsamen Insel, dem das Feuer ausgegangen ist! Spannende Studien moderner Evolutionsbiologen legen den (noch umstrittenen) Schluss nahe, dass wir Menschen das sind, was wir sind: den Tieren weit enteilte Wesen, seit wir unsere Nahrung nicht mehr von den Bäumen holen oder unsere Beutetiere frisch gejagt roh verzehren. In dem Augenblick, in dem wir das Feuer nicht nur zum Wärmen, sondern zum Kochen ent-deckten, begann möglicherweise unser Siegeszug in Richtung dessen, was wir heute Zivilisation nennen.

## 16. Eine Zigarette ist doch okay, oder?

Immer dann, wenn es um Genuss geht, neige ich in der Regel – so auch in diesem Buch – zur Milde und sage: Wenn man sich etwas versagt, kann das einen negativeren Effekt haben, als wenn man es sich gönnt. Beim Rauchen hört der Spaß allerdings auf. Hier ist die wissenschaftliche Beweislage einfach erdrückend: Sogar Passivrauchen, so viel ist mittlerweile klar, gefährdet die Gesundheit erheblich. Den Spruch: »Rauchen entspannt, ich genieße es« habe ich bis vor 20 Jahren auch aufgesagt – das war allerdings nichts als das dumme Gerede eines Nikotinsüchtigen. Ich bleibe (vorläufig) ein nichtmilitanter Nichtraucher, bin aber heilfroh, dem Nikotin entkommen zu sein. Jedenfalls hoffe ich das, denn erst neulich las ich wieder: Die Lunge merkt sich alles.

## 17. Alkohol ist generell schädlich

Hier kann ich jetzt einen Beweis der eben zitierten Milde antreten: Es ist ein Irrtum, dass Alkohol generell schädlich ist. Sie sollten sich zwar nichts vormachen: Alkohol ist und bleibt ein Zellgift, dass wie alle Gifte Schaden anrichtet, darüber gibt es keinerlei wissenschaftlichen Zweifel. Dennoch sind die sogenannten Rotweinstudien inzwischen legendär: In kleinen Mengen genossen, hat Rotwein sogar positive Auswirkungen auf den Körper, und auch ein Bierchen dann und wann beeinflusst eine ganze Reihe physischer Parameter in einer Weise, die die negativen Effekte auf die Zellen aufhebt.

## 18. Sex vor dem Wettkampf ist absolut verboten

Dies jedenfalls hat Sepp Herberger seinen Weltmeistern 1954 eingebläut. Ob sie allerdings nur aufgrund dieses Verbots Weltmeister wurden? Denn Fakt ist: Es gibt kaum eine bessere Methode, den Testosteronspiegel in die Höhe zu treiben als Sex – und Sieger brauchen einen hohen Testosteronspiegel. Wer ansonsten ausgeglichen ist, ist bei sexueller Action durchaus fähig, sein Aggressionspotenzial im Wettkampf weiter auszuschöpfen als andere. Aber bitte nicht zu toll treiben vor dem Wettkampf, die Kraft wird noch gebraucht.

## 19. Muskelkater ist etwas Positives

Das haben uns unsere Eltern und Sportlehrer vor Jahrzehnten erzählt, wenn sie uns eine Bestätigung dafür geben wollten, wie gut die eine oder andere Aktivität uns getan hat. Stimmt aber leider nicht! Denn Muskelkater ist nichts anderes als eine Serie von mikroskopisch kleinen Verletzungen, die durch Mini-Entzündungen bei sehr intensivem Training entstehen. Besser ist es, sanfter zu trainieren bzw. sich langsam zu steigern. Den Schmerz aushalten und weitermachen ist ein Fehler, das verstärkt den Schmerz nur.

## 20. Ausdauersport ist gesünder als Mannschaftssport

Hier zieht der Wissenschaftler die Statistiken zurate und beweist: Die Verletzungsanfälligkeit beim Ausdauersport ist höher als beim Mannschaftssport. Außerdem: Nur weil Sie ab und zu ein paar Runden laufen, ist Ihr Herz nicht besser geschützt (siehe Irrtum 4). 20 Jahre regelmäßig Sport – egal ob allein auf Ihrer Jogginrunde, im Turnverein oder beim Volleyball – sind immer sinnvoll.

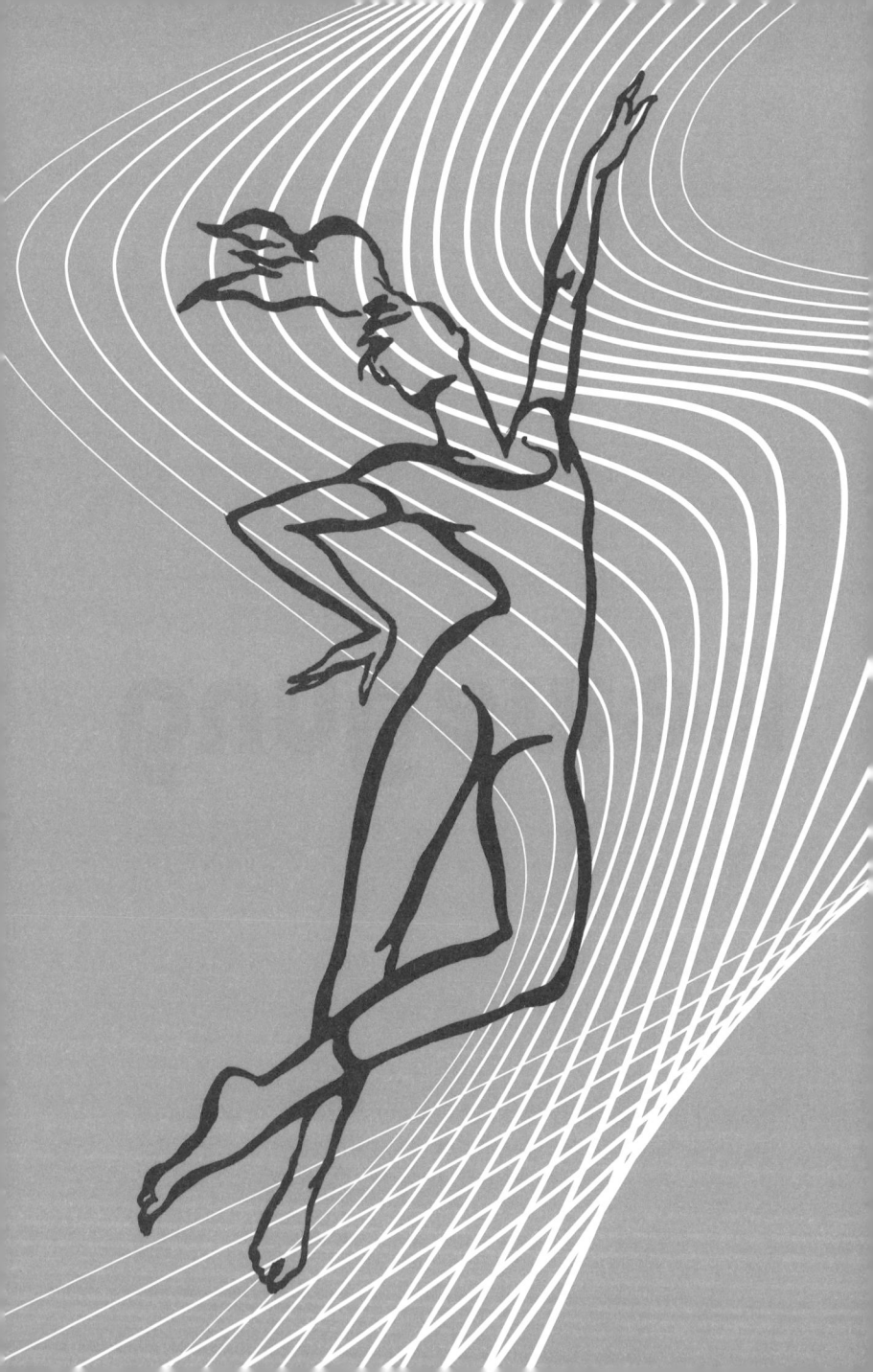

## Kapitel 2

# Bewegung

Oft wird es geradezu zur Gretchenfrage gemacht,
welche Sportart man ausüben soll – die Läufer belächeln die Walker, die Radfahrer bedauern die Läufer,
und alle zusammen halten die Climber für verrückt.
Dabei kommt es gar nicht darauf an, was Sie tun, sondern dass Sie etwas tun – Hauptsache, es macht Ihnen
Spaß und Sie bleiben dran. Denn das zweite Zauberwort
bei der Bewegung lautet »Regelmäßigkeit«.

# 3-mal pro Woche bewegen

Vor einigen Monaten rief FIT FOR FUN in einer Titelgeschichte die »10 neuen Gebote der Fitness« aus. Natürlich waren wir uns der Tatsache bewusst, dass wir nicht wirklich Neuland betreten würden, die Art der Ansprache jedoch sollte eine ungewöhnliche, neue sein. Wie aktuell wir allerdings tatsächlich sind, wenn man die rasanten Fortschritte der Sportmedizin, der Psychologie und schließlich sogar der Evolutionsbiologie mit einbezieht, konnten wir zu der Zeit nur ahnen.

Zunächst ging es uns um die Bewegung an sich, der heute von nahezu jedermann Heilkräfte zugeschrieben werden. Die Binsenweisheit, dass man sich mehr bewegen müsse, kennt inzwischen jeder – aber ebenso kennt jeder jemanden, der sich getreu Churchills Motto »No Sports« verhält und damit uralt wurde.

## Langer Atem

In Jahrmillionen evolutionsbiologischer Entwicklung des Menschen sind wir von der Natur darauf getrimmt worden, uns zu bewegen. Nahrungssuche, Jagd, Nomadentum, Fortpflanzung – was immer geschah in der Geschichte der Menschwerdung, es war mit Action verbunden, und so verwundert es nicht, dass unser Genmaterial ebenso wie unser Gehirn darauf angelegt ist.

»Der frische lange Atem wird dir im täglichen Überlebenskampf helfen, deine Abwehr zu stärken, deine Konzentration zu verbessern und den Stress des Alltags zu überwinden«, schrieben wir in unserer Titelgeschichte und wussten, dass sich durch tiefes Atmen bei Bewegung der Blutdruck normalisiert, die Muskeln vermehren und im Körper Stoffe ausgeschüttet werden, die Glücksgefühle auslösen. Doch Bewegung kann noch viel mehr:

Sie hält die Gelenke fit, sorgt für einen ruhigen Schlaf, steigert die Libido und bringt den Stoffwechsel ins Lot – die beste Voraussetzung für das Wunschgewicht.

Wer also durchatmet und sich bewegt, tut seiner Natur nach das Richtige – und dabei ist es vollkommen egal, wie er das tut. Laufen, Schwimmen, Radfahren in jeder Ausprägung, nur ein bisschen ins Schwitzen sollte man kommen. Angesichts der Nicht-Bewegung eines Großteils unserer Bevölkerung ist es zunächst auch egal, wie lange Sie sich bewegen. Es ist dabei wie mit jeder Zigarette, die Sie nicht rauchen – ein richtiger Schritt zu einem natürlicheren und gesünderen Leben.

## Aus medizinischer Sicht

Kein Arzt dieser Welt wird Ihnen jemals garantieren, wie viele Lebenstage, -monate oder gar -jahre Sie wirklich gewinnen für Ihre Anstrengungen. Das sehen am Ende nur Sie selbst. Das Entscheidende ist auch nicht die Quantität, sondern die Qualität Ihres Daseins. Wenn man älter wird, möchte man fit sein.

Von Woche zu Woche gibt es in diesen Tagen neue Studien, die belegen, wie sinnvoll Bewegung ist – und wenn die Ärzte vor ein paar Jahrzehnten bei vielen Leiden zur Sicherheit einfach Ruhe verordneten, so war das schlicht falsch. Ruhe wird heutzutage fast nur noch in akuten Stadien von Krankheiten oder Schmerzen verordnet. Wenn der erste Schmerz abgeklungen ist und der Körper wieder in der Lage ist, sich zu bewegen, sollte er auch genau das tun. Es gibt viele wissenschaftliche Belege dafür, dass selbst schwerste Krankheiten durch die Heilkraft der Bewegung besser in den Griff zu bekommen sind. Fast immer hat man in diesen Untersuchungen die Zusammenhänge mit dem Kreislauf, den Blutgefäßen, dem Immunsystem, den Muskeln, den

Knochen und den inneren Organen erforscht und beschrieben. Selbst wenn es keine Belege für eine physische Verbesserung gibt, lässt sich oftmals noch ein klarer psychologischer Effekt ausmachen, denn viele Formen der Bewegung machen einfach glücklicher als Bewegungsmangel.

## Wie viel Bewegung braucht der Mensch?

Das oberste Gebot lautet: erst einmal loslegen. Denn eine Wirkung stellt sich erst mit einer gewissen Regelmäßigkeit ein – und je mehr man macht, desto größer ist die Wirkung.

Über die Faustregel indes sind sich die Wissenschaftler einig: Täglich, mindestens aber 4-mal pro Woche etwa 30 bis 40 Minuten Ausdauersport – und Sie sind auf der richtigen Seite, was den Kreislauf, die inneren Organe, die Gelenke und vieles andere angeht.

Weniger ist auf die Dauer zu wenig, damit geben Sie dem Körper nicht das, worauf ihn die Natur programmiert hat. Mehr ist abhängig von Ihrem Trainingszustand und davon, was Sie mit Ihrem Training erreichen wollen. Es muss nicht gleich jeden Monat ein Marathon sein – denn darauf, auch das ist mittlerweile erwiesen, hat uns die Evolution nicht vorbereitet.

## Bewegung macht auch fit im Kopf

Relativ neu sind Untersuchungen, die einen Zusammenhang zwischen Bewegung und geistiger Gesundheit herstellen: Es gibt viele Anzeichen dafür, dass Bewegung – eben aufgrund der beschriebenen genetischen Gesetze, die sich in Jahrmillionen manifestiert haben – die Alzheimer-Krankheit, Depressionen und andere Krankheiten sowie das allgemeine Denkvermögen positiv beeinflussen kann.

Im Magazin *Spiegel* wurde unlängst ein Psychiater zitiert, der seine Patienten erst einmal aufzugslos in den vierten Stock hecheln lässt, um deren Kreislauf anzuwerfen. Er hält es für beinahe »unverantwortlich«, Patienten mit Psychopharmaka zu behandeln, bevor nicht eine Bewegungstherapie versucht wurde. Es gibt sogar Anzeichen dafür, dass solche Medikamente die Trägheit eher weiter begünstigen. Und es gibt nicht wenige träge und psychisch labile Menschen, bei denen der Umgang mit Psychopharmaka zu einer, teilweise enormen, Gewichtszunahme geführt hat.

Fakt ist: Auch Ihre geistige Gesundheit wird von Bewegungsmangel beeinträchtigt. Nicht allein Arterienverkalkung, Diabetes mellitus und Osteoporose kann man mit einem Bewegungsprogramm bekämpfen. Offenbar braucht das Gehirn ein gewisses Maß an Bewegung, um richtig funktionieren zu können.

Das menschliche Gehirn erzeugt aufgrund bestimmter Bewegungsreize eine Fülle von Proteinen, die das Wachstum neuer Gehirnzellen beeinflussen können – neue Zellen, die Informationen nachhaltig speichern und Demenzerkrankungen mildern können. Die aktuellen Untersuchungsergebnisse lassen den Schluss zu, dass körperlich inaktive ältere Menschen viel eher an Demenz erkranken als aktive.

## Auf die Signale des Körpers achten

Nur selten ist Bewegung der Gesundheit abträglich – nämlich immer dann, wenn wir akute Infekte haben. Dazu eine kleine Story, die mir unlängst passiert ist: Ich war so schlapp, dass ich auf meiner allmorgendlichen Radtour schieben musste. Am Mittag des gleichen Tages musste ich vom Büro aus nach Hause fahren und mich ins Bett legen, Magen-Darm-Virus, Details wollen Sie nicht wissen. Ich war also wirklich nicht in Ordnung, mein Körper hat mir eindeutige Warnsignale gegeben. Ignorieren Sie diese nicht: Wenn Sie trotz eines akuten Infekts Sport treiben, kann sich dies im schlimmsten Fall negativ auf die Gesundheit Ihres Herzens auswirken. Hier drohen Herzmuskelentzündungen, die sogar zu plötzlichem Herztod führen können.

Wer krank ist, gehört ins Bett, für alle anderen gilt: 3-mal pro Woche rund 35 Minuten Bewegung ist das Minimum. Sie müssen keine Sprints hinlegen – auch Wandern und schnelles Spazierengehen »gelten«.

# Laufen, laufen, laufen

Was werden die Radfahrer an dieser Stelle meckern! Aber so ist es nun einmal: Zum Laufen braucht man nur sich selbst und ein paar Laufschuhe. Einfacher kann der Einstieg in eine gesunde Lebensweise wirklich nicht sein.

Man kann klein anfangen, es ist immer der richtige Zeitpunkt, und zu spät ist es überhaupt nie. Jeder Meter, den Sie auf Ihren Füßen laufend zurücklegen, hat unmittelbare Auswirkungen auf Ihren Kreislauf, Ihre Fitness, Ihre Gesundheit – auf Ihr Leben. Alles, was Sie brauchen, ist dieses kleine bisschen Disziplin, 3-mal pro Woche eine gute halbe Stunde um den Block zu jagen, egal ob joggend, laufend oder rennend.

All jene unter Ihnen, die das hier lesen, um vielleicht aus den ersten 2000 Metern einmal 5000 oder gar 10 000 Meter am Stück zu machen, wissen ja längst, wovon ich spreche: Sie tragen den Laufbazillus bereits in sich und haben damit beste Chancen, niemals Herzinfarktpatient zu werden oder Fett anzusetzen.

Laufen können Sie außerdem zu jeder Jahreszeit, bei jedem Wetter, mit ollen Turnschlappen oder hochtechnisierten Laufschuhen. Laufen kann jeder, Mann, Frau, Kind, Schreibtischtäter, Handwerker, Künstler – und Sportler sowieso.

## Das Plus für Ihre Gesundheit

Wenn Sie noch nicht trainiert sind, fangen Sie locker an, wenn Sie schon gut drauf sind, steigern Sie sich langsam. Der größte Fehler von Anfängern und Wiedereinsteigern ist es, sich zu viel auf einmal vorzunehmen; dabei verliert man leider relativ schnell die Lust. Das stetige Sich-Steigern macht den Kick beim Laufen aus – und zwar besonders beim Laufen, weil man hier so schnell Erfolge sieht:

▸ Die Durchblutung wird verbessert, der Körper erhält mehr Sauerstoff. Das Herzvolumen nimmt zu, der Blutdruck sinkt. Das Herz schlägt langsamer, bei trainierten Menschen bis zu 30 000-mal am Tag – rechnen Sie das mal auf ein Leben um.

▸ Die Elastizität der Blutgefäße wird erhöht, die roten Blutkörperchen vermehren sich. Die Ablagerung von Blutplättchen wird vermindert, das Herzinfarktrisiko sinkt.

▸ Das Lungenvolumen steigt, auch dadurch nimmt Ihr Blut mehr Sauerstoff auf.

▸ Die Produktion von Abwehrzellen steigt, das Immunsystem arbeitet effektiver.

▸ Die Muskelmasse nimmt zu, die Energieversorgung des Kraftwerks Körper wird optimiert. Der Knochenaufbau wird angeregt, die Gefahr brüchiger Knochen sinkt. Keine Frage, dass auch Sehnen und Bändern besser geschützt bleiben. Ihre Gelenkknorpel werden besser mit Nährstoffen versorgt und verschleißen langsamer.

▸ Auch den Hormonhaushalt bringt das Laufen auf Trab: Wachstumshormone werden ausgeschüttet, der Alterungsprozess wird verlangsamt. Ausdauerndes Training erhöht auch den Testosteronspiegel – Sie haben mehr Lust auf Sex. Stresshormone dagegen werden abgebaut, nach dem Laufen sind Sie ausgeglichen. Und wenn Sie wirklich regelmäßig ausdauernd trainieren, sinkt Ihr Körperfettanteil signifikant, und appetitzügelnde Hormone wie z. B. Serotonin werden ausgeschüttet.

**Idealer geht Bewegung nicht** Ausreden können an dieser Stelle nicht zugelassen werden – es gibt keine. Selbst das obligatorische »Keine Lust« kann angesichts der gesundheitlichen Vorteile kein ernsthaftes Problem mehr darstellen. Laufgruppen, Gleichgesinnte und Freunde, die gerne mitlaufen, gibt es inzwischen zuhauf. Nur eines sollten Sie noch beachten, bevor Sie loslegen: Lassen Sie sich von einem Arzt gründlich durchchecken. Hat der keine Einwände, kann's losgehen.

**Gefährlich ist Laufen prinzipiell nicht. Das einzige Risiko, das immer wieder erwähnt werden muss, ist, zu schnell zu viel zu wollen.**

# Walking oder Marathon?

Im Durchschnitt verbraucht das normale Joggen 550 Kilokalorien pro Stunde, da kann man sich leicht ausrechnen, dass hier mit der Zeit der Kreislauf schon ganz schön in Bewegung gerät. Wer für einen Marathon trainiert, powert sich in der Regel über einen längeren Zeitraum in einen Fettverbrennungsmodus, der gar nicht zulässt, dass Sie ernsthaft an Gewicht zulegen. Oder haben Sie schon mal einen dicken Marathonläufer gesehen?

Anders die Walker: Hier sieht man an spektakulären Plätzen wie dem Englischen Garten in München oder dem Hamburger Elbstrand auch schon Personengruppen mit mehr Körpervolumen. Aber es gibt wirklich keinen Grund, sie zu belächeln: Erstens ist jeder Meter, den sie walken, richtig und wichtig, und zweitens verbrauchen auch sie fast 400 Kilokalorien pro Stunde. Letzteres setzt allerdings eine zumindest kurze Einführung in den Sport voraus, damit Sie sich dabei auch ein bisschen anstrengen.

## (K)eine Frage des Stils

Auf den Streit der Fachleute zum Thema »Walking« möchte ich hier ungern eingehen. Dennoch weiß ich sicher, dass es falsch ist, was manches Nordic-Walking-Magazin uns erzählen möchte: Um richtig walken zu lernen, brauchen Ungeübte mindestens 3 Wochen. Eine andere Fraktion sagt, man benötige dazu rund 3 Stunden – die Zeit, die man üben muss, um den Bewegungsablauf richtig drauf zu bekommen. Thomas Wessinghage, der FIT FOR FUN-Experte zum Thema, sagt: »Um Nordic Walking zu erlernen, braucht man höchstens 30 Sekunden« – schlimmstenfalls hat man dann einen Laufstil, der nicht so effektiv ist wie der eines mit Walking-Stöcken erprobten Profis.

Es gibt aber Dutzende verschiedener Laufstile, auch beim Walking, und es gibt ebenso viel Diskussion darüber, welcher dieser Stile am effektivsten ist. Haben Sie mal bei einem der großen Marathon-Stadtläufe am Wegesrand gestanden und den Akteuren zugejubelt? Mir kommt es so vor, als ob fast jeder Läufer ein wenig anders läuft. Mag sein, dass an der Spitze die Unterschiede geringer werden – aber wer redet von der Spitze? Hier geht es darum, die Menschen zu bewegen, und da ist jeder Laufstil recht, solange er nicht zu Fehlbelastungen führt!

**Laufen Sie, laufen Sie, laufen Sie** Egal wie – Walking, Nordic Walking, Joggen, Wandern, Spazierengehen. Um fit zu bleiben und Krankheiten vorzubeugen, sollten Sie in Bewegung kommen und bleiben. 3-mal pro Woche, sagt Dr. Wessinghage. Weniger ist zu wenig, mehr, sagt er, kann man, muss man aber nicht. Der gleiche Dr. Wessinghage, früher Europameister auf 5000 Meter, heute Sportarzt und immer noch ein begeisterter Langstreckler, sagt übrigens auch, dass der Marathonlauf an sich eigentlich schädlich ist. Denn solche Grenzbelastungen hält der Freizeitläufer höchstens 2-mal pro Jahr aus – alle, die es öfter machen, sind mit Sicherheit extrem gut durchtrainierte Sportler an der Grenze zum Leistungssport, aber gesundheitlich nicht unbedingt auf der sicheren Seite. Das Gesunde am Marathon, so formulieren es die Experten und die Sportärzte, ist ganz zweifelsfrei das Training dahin. Denn auf dem langen Weg zu den 42 Kilometern lernt man seinen Körper in- und auswendig kennen und entwickelt ein gesundes Gefühl dafür, was ihm gut tut – und was gegebenenfalls nicht.

**Um wirklich fit zu bleiben, muss man kein Langstreckenläufer sein. Auch kleine Schritte führen zum Ziel.**

# Wandern – der neue Volkssport

Glauben Sie mir, es ist wirklich vollkommen egal, mit welcher Sportart Sie sich bewegen. Allein entscheidend ist, dass Sie es tun. Was heißt überhaupt Sportart? Wussten Sie z. B., dass die beliebteste Sportart der Deutschen, wenn man alle Altersgruppen zusammennimmt, das Wandern ist? Noch vor dem Joggen, dem Waldlauf, dem Geländelauf, dem Radfahren und dem

Fußball. Doch wie langweilig fand ich es damals als Kind, mit meinen Eltern und Geschwistern jedes Wochenende im nahen Mittelgebirge auf Tour zu gehen! Selbst in meinen ersten Jahren bei FIT FOR FUN habe ich als aktiver Radfahrer und Läufer nicht gemerkt, wie »cool« diese Art der Fortbewegung inzwischen geworden ist. Als ich eine FIT FOR FUN-Titelstory zum Thema »Fettkiller Wandern« plante, hatte ich zunächst Sorge, dass dieser Titel etwas unseriös sein könnte – einigen unserer Redakteure war das Thema ohnehin ein wenig zu »schnarchig«. Also gaben wir eine sportwissenschaftliche Studie in Auftrag, die unseren Anfangsverdacht rasch bestätigte: Es funktioniert bestens. Wer planmäßig, ausdauernd und regelmäßig wandert, kann damit auch Gewicht verlieren – alle anderen positiven Auswirkungen dieser Sportart kennen wir ja längst.

## Wandern als Fatburner

Wie viele Kalorien verbrennt man nun wirklich bei einem 3-Stunden-Anstieg zum Gipfel oder einer 2-Stunden-Tour entlang eines malerischen Flussufers? Natürlich gab es schon vorher Vermutungen in der sportwissenschaftlichen Literatur, aber nur sehr wenig konkrete Ergebnisse und Zahlen. Das Institut für Prävention und Nachsorge (IPN) in Köln machte für uns an Zahlen fest: Wandern ist ein echter Fettkiller! Die längste von drei untersuchten Touren erwies sich als so anstrengend wie etwa Laufen – hier wurden pro Stunde rund 555 Kilokalorien verbraucht, und noch die leichteste Tour war fast auf dem Niveau einer Walking-Einheit mit noch immer rund 349 Kilokalorien pro Stunde. Das war der Beweis – auch wenn die Wahrheit natürlich auch hier irgendwo in der Mitte liegt: Man muss schon ganz schön ausschreiten, um beim Wandern wirklich nachhal-

tig Gewicht zu verlieren. Aber wer an dieser Art, sich fortzube-
wegen, Spaß findet, kann es in wenigen Monaten schaffen, ge-
waltig abzuspecken. Auch für den Jakobsweg-Bezwinger Hape
Kerkeling war die Gewichtsabnahme sicherlich ein angenehmer
Nebeneffekt seiner Pilger-Ambitionen.

**Entspannung pur** Zudem ist Wandern viel mehr als »nur« ein Be-
wegungssport – Wandern ist wie kaum eine andere Laufsportart
zur Entspannung geeignet. Viele Wanderer sehen in ihrer Frei-
zeitbeschäftigung ein eher spirituelles Ereignis und keinen Sport.
Die klare Luft, die unberührte Natur im Zusammenhang mit der
Bewegung setzt bei vielen Menschen unvergleichliche Glücksgefühle frei. Hier muss sich das Gehirn auch nicht wirklich um-
stellen – Wandern ist seit Jahrmillionen einprogrammiert, der
eine oder andere von uns hat nur das Passwort vergessen, es
wieder zu aktivieren. Das FIT FOR FUN-Heft über das Wandern
war übrigens eines des bestverkauften der letzten Jahre ...

**Wer vom leistungsorientierten Ausdauersport die Nase voll
hat, sollte es mal mit dem Natursport Wandern versuchen.**

# Der ultimative Turnschuh-Tipp

Wer Sport treibt, braucht die richtigen Schuhe, wer läuft erst
recht. Es gibt kein Sportgerät, das in solcher Vielfalt auf den
Markt kommt wie der Laufschuh – besuchen Sie ein beliebiges
Sportfachgeschäft, und Sie werden nach 5 Minuten nicht mehr
wissen, was Sie eigentlich wollten.

Trotzdem: Der Gang ins Fachgeschäft ist unausweichlich, denn
man kann zwar überall Schuhe kaufen, mit denen man irgendwie laufen kann, man kann aber gerade beim Schuhkauf sehr

leicht einiges falsch machen. Vergessen Sie nicht, auch Ihre alten Schuhe, im Zweifelsfall sogar Straßenschuhe, mit zum Händler zu bringen, denn aufgrund der Abnutzung an den verschiedenen Stellen kann der Fachmann erkennen, in welche Richtung Ihr Laufstil geht. Ob Sie Gelände laufen oder auf der Straße, spielt natürlich ebenso eine Rolle wie die Tatsache, wie viele Kilometer Sie letztlich in diesen Schuhen abspulen.

## Was Sie beim Kauf beachten sollten

Es ist klar, dass Sie Trainingsschuhe niemals frühmorgens mit ausgeruhten Füßen kaufen – der normale menschliche Fuß dehnt sich im Laufe des Tages und schwillt leicht an. Entsprechend sollten Sie die Schuhe auf jeden Fall so aussuchen, dass Sie aufrecht stehend noch etwa 2 Zentimeter Platz vorn im Schuh haben. Nichts ist schlimmer als zu kleine Schuhe. Denken Sie bitte daran: Bei jedem Schritt werden Ihre Zehen etwas nach vorn gepresst, da brauchen Sie noch Platz. Sollten Sie Einlagen tragen, nehmen Sie sie mit zum Händler. Sonderangebote kann man durchaus nehmen – doch das oberste Kriterium muss die genaue Passform sein. Und ein Sonderangebot ist in der Regel ein Schuh des Vorjahres, der jetzt nicht mehr ganz so schick aussieht, aber seine Funktion noch erfüllt. Der unverbindliche Verkaufspreis eines guten Laufschuhs liegt bei inzwischen deutlich über 100 Euro, stark darunter sollten Sie nicht bleiben. Es lohnt sich, im Sportschuh-Markt zu Markenprodukten zu greifen. Die großen Schuhfirmen treiben zwar oft extrem großen Entwicklungsaufwand für neue Konzepte, die von Ihnen teuer bezahlt werden müssen, es ist jedoch in vielen Fällen ein Aufwand, der sich lohnt. Sie merken das besonders, wenn Sie Wiedereinsteiger sind: Die Sportschuhindustrie hat sich in den letzten

10 Jahren stark verändert – ein Laufschuh von heute, verglichen mit einem über 10 Jahre alten Schuh, bedeutet einen Quantensprung, der Ihnen unter Umständen ein gutes Stück mehr Spaß an Ihrer Sportart ermöglicht.

**Fachchinesisch** Wenn Sie in FIT FOR FUN oder anderswo einen Laufschuhtest lesen, begegnen Ihnen heute oftmals merkwürdige Fachausdrücke: Bei einem Normalfuß knickt der Fuß nach der Landung auf dem Boden leicht nach innen ein; sogenannte Überpronierer knicken stärker ein und haben häufig einen Senkfuß. Das Gegenstück dazu – Personen, von deren Fußabdruck im Sand nur Zehen und Ballen zu sehen sind – neigt zum Hohlfuß; dabei knickt das Fußgelenk häufig nach außen, was man auch Supination nennt. Zumindest diesen Unterschied sollten Sie kennen.

**Und noch ein Hinweis** Laufen Sie abwechselnd mit unterschiedlichen Laufschuhen, vielleicht sogar von unterschiedlichen Herstellern. Ihre Fußmuskulatur dankt es Ihnen dadurch, dass verschiedene Muskelgruppen gestärkt werden, außerdem erhöht sich dadurch die Lebensdauer des einzelnen Paares. Man sagt, knapp 1000 Kilometer hält so ein Schuh durch, das sind rund 20 Marathonläufe …

**Beim Laufschuh sollten Sie keine Abstriche machen – er muss optimal passen, sonst drohen Überlastungsschäden.**

# Fahrradfahren – Fitness nebenbei

Das Wunderbare am Fahrradfahren ist, dass man es fast überall, zu jeder Zeit und zu jedem Zweck einsetzen kann. Eigentlich als ausgesprochen praktisches Fortbewegungsmittel mit besonders hohem Wirkungsgrad konzipiert, sind Fahrräder heute vor allem Sportgeräte – selbst dann, wenn ihre Nutzer gerade nicht an Sport denken.

Nutzen Sie Ihr Rad im Alltag – weder können Sie sich preisgünstiger durch die Welt bewegen noch das sportwissenschaftlich belegte Pensum an wöchentlicher Bewegung leichter hinbekommen. Radeln Sie zur Arbeit, zum Shoppen, meinetwegen zur Eisdiele, aber radeln Sie!

Nutzen Sie Ihr Fahrrad in der Natur, planen Sie Touren durch die nähere und fernere Umgebung – Sie werden überrascht sein, wie sehr sich die Welt verändert, wenn Sie sie auf dem Rad erkunden. Radeln Sie in den Bergen, radeln Sie an der Küste und an Flüssen entlang, aber radeln Sie!

**Dazu kommt** Ökologischer kann man heute kaum noch unterwegs sein. Sie wissen ja: Mit dem Rad kommt man mit unglaublich geringem Kraftaufwand unglaublich weit, eine bessere Energiebilanz ist nicht denkbar.

## Das Rad im Alltag

Woran es bei den meisten dann doch hapert, ist die nötige Trainingsregelmäßigkeit. Doch da frage ich Sie: Was gibt es Regelmäßigeres als die tägliche Fahrt ins Büro? Ich selbst wohne etwa 12 Kilometer von meinem Arbeitsplatz entfernt; wenn ich anstelle einiger Straßen eher Fahrradwege oder auch einmal Wege durch die Parks nehme, werden es vielleicht 14 Kilometer. Nur einmal hin – oder zurück – und schon hätte man die für die Gesundheitsfitness geforderten 40 Minuten geschafft. Wenn ich diese Tour nur 2-mal pro Woche hin- und zurückfahre, bin ich vom Bewegungssoll her bereits auf der sportwissenschaftlich belegten sicheren Seite!

Wenn ich es nun schon nicht mit dem Rad täglich ins Büro schaffe, muss ich mir mindestens eine kleine Hausstrecke suchen, die ich auch jeden Tag fahren könnte. Das ist bei mir eine kleine Runde an der Elbe entlang, die auf Hamburgs einzigem kleinen Berg gipfelt, dem Waseberg. Das sind rund 500 Meter Bergstrecke bei etwa 16 Prozent Steigung – für mich der Maßstab, an dem ich meine Tagesform vorab berechnen kann. Wenn ich nämlich am Abend vorher über die Stränge geschlagen habe (kommt ab und zu vor), möchte ich an dieser Stelle am liebsten schieben. Mach ich aber nicht, denn ich weiß ja, ich muss den ganzen Tag im Büro oder auswärts arbeiten, da kann ich nicht jetzt schon schlappmachen.

Dass ich auf dieser kleinen Runde – inklusive Berg 11 Kilometer in knapp 30 Minuten – auch meine Muskelkoordination deutlich verbessere, meine Bewegungsabläufe ökonomischer gestalte und mit der Zeit lerne, wie man effektiver radelt – das alles sind Nebeneffekte, die sich gleichsam gratis dazu einstellen. Und die Ernährungswissenschaftler liefern mir noch einen weiteren Glückskick: Die aerobe Glukoseverwertung und die Fettverbrennung werden verbessert: Oder auf Deutsch: Mein Körperfettanteil geht zurück – ich nehme auch noch ab!

**Noch einmal also** Es ist nicht notwendig, sich regelmäßig mit »echtem« Sporttraining zu quälen. Es genügt, wenn Sie mit Ihrem alten Trekking-Rad 3-mal pro Woche 30 bis 40 Minuten strampeln. Würden Sie das wirklich Training nennen? Am Ende macht Ihnen das so viel Spaß, dass Sie sich vielleicht schon bald ein neues Fahrrad gönnen und, wie in meinem Fall, Freude am Rennrad entwickeln. Dann kann es Ihnen sogar passieren, dass aus dem Spaß Ernst wird und Sie im Spätsommer sogar ein Radrennen mitfahren wollen. Ich bin mehrere Male bei den

Hamburger Cyclassics mitgefahren, einem der größten Amateur-Radrennen Deutschlands – ein tolles Gefühl, wenn man von Hunderttausenden von Zuschauern an der Strecke angefeuert wird!

**Den größten Teil des Trainings habe ich damit also praktisch fast nebenbei absolviert – auf der Fahrt ins Büro!**

# Der genialste Trainingsplan

Man könnte es sich leicht machen und einfach loslaufen. Das ist richtig und das Beste, was Sie tun können. Aber nur für den ersten Moment. Denn Sie werden schnell merken, dass der Punkt, an dem Sie nicht mehr können, schneller da ist, als Ihnen lieb ist. Und wenn Sie schon länger dabei sind, haben Sie vielleicht das Gefühl, dass es nicht recht weitergeht, Sie spüren womöglich keine Entwicklung. Aber eine Belohnung fürs Laufen hätten Sie schon gerne, so etwas wie eine »gefühlte Fitness« oder eine Leistungssteigerung.

**Ein Plan muss her** Und der ist in der Regel von Personen zusammengestellt, die so etwas seit Langem machen und sich richtig gut auskennen. Hier haben wir für Sie 3 Trainingspläne zusammengestellt – für Einsteiger, Fortgeschrittene und weit Fortgeschrittene. Damit wird man natürlich nicht zum Profi, aber für den Einstieg sollte es reichen. Das Geniale an diesem Plan: Sie können sich aussuchen, in welcher Sportart Sie sich bewegen. Sind Sie Läufer, Radfahrer, Walker, Skater oder Wanderer? Spielt keine Rolle – für jeden ist etwas dabei. Es ist sehr vorteilhaft, wenn Sie die Sportarten gelegentlich wechseln – denn dann belasten Sie unterschiedliche Muskelgruppen.

Bitte denken Sie auch daran: Die folgenden Pläne können nur Richtlinien sein, individuelle Ziele erfordern natürlich auch individuelle Pläne. FIT FOR FUN bietet Ihnen hierfür immer wieder die wichtigsten Tipps.

**Der wichtigste Tipp für alle noch einmal vorweg: Bitte nicht zu schnell einsteigen. Denn das ist der größte Fehler aller Trainierenden, gleichgültig in welcher Sportart. Wer zu schnell zu viel erreichen möchte, erreicht oft das Gegenteil, und die Lust an der Bewegung geht verloren.**

## Für Einsteiger

Davon ausgehend, dass Sie untrainiert sind bzw. sehr lange nichts oder fast nichts für Ihren Körper getan haben, gibt es für Sie ein 6-Wochen-Programm.

**Woche 1:**

   3 x Ausdauersport, jeweils 10–20 Minuten

**Woche 2:**

   3 x Ausdauersport, jeweils 20–30 Minuten

**Woche 3:**

   1 x Ausdauersport, 20–30 Minuten
   1 x Ausdauersport, 10–20 Minuten
   1 x Ausdauersport, 20–30 Minuten

**Woche 4:**

   1 x Ausdauersport, jeweils 10–20 Minuten
   1 x Ausdauersport, jeweils 20–30 Minuten
   1 x Ausdauersport, jeweils 20–30 Minuten

**Woche 5:**

1 x Ausdauersport, jeweils 30–40 Minuten

1 x Ausdauersport, jeweils 10–20 Minuten

1 x Ausdauersport, jeweils 20–30 Minuten

**Woche 6:**

1 x Ausdauersport, jeweils 20–30 Minuten

1 x Ausdauersport, jeweils 10–20 Minuten

1 x Ausdauersport, jeweils 20–30 Minuten

So werden Sie in 6 Wochen langsam an den Sport gewöhnt. Auf keinen Fall sollten Sie sich zu viel zumuten. Eine Pulsuhr kann das sicherstellen. Dazu müssen Sie zunächst Ihre maximale Herzfrequenz ermitteln – wie das geht, entnehmen Sie bitte der Gebrauchsanweisung Ihrer Uhr. In der Einsteigerphase sollte Ihr Puls keinesfalls über 70 Prozent der maximalen Herzfrequenz hinausgehen. Ein Wechsel von Walking, Laufen und Radfahren kann dafür sehr sinnvoll sein.

## Für Fortgeschrittene

Wenn Sie das Programm für Einsteiger problemlos 1- bis 3-mal durchgezogen haben, sind Sie bereit für eine Steigerung. Denn um wirklich fit zu werden, reicht unser kleines Einsteigerprogramm nicht. Wenn Sie walken, sollten Sie es relativ ernsthaft angehen und den Unterschied zwischen Walking und Nordic Walking kennen. Wenn Sie radeln, darf ruhig schon mal eine kleine Steigung auf dem Streckenprofil auftauchen. Und Sie sehen: In der einen oder anderen Woche möchten wir Ihnen mehr als 3-mal pro Woche Ausdauersport zumuten. Dass Sie jetzt mitunter auf rund 80 Prozent Ihrer maximalen Herzfrequenz kommen, ist in der Regel kein Problem – fragen Sie aber zur Sicherheit Ihren Arzt. Wenn es Ihnen gelingt, dieses Programm über einen langen Zeitraum hinzubekommen, haben Sie viele gesundheitliche Probleme, die mit Bewegungsarmut zusammenhängen, schlichtweg gelöst! Wenn Sie dazu Ihrer Ernährung ein paar Impulse geben (siehe S. 72ff.), sollten Sie auch, was Ihren Bauchumfang angeht, den grünen Bereich ansteuern.

**Bitte fragen Sie jetzt nicht, wie lange Sie dieses Programm machen sollten, denn die Antwort können Sie sich inzwischen selbst geben: lebenslang.**

**Woche 1:**

1 x Ausdauersport, jeweils 25–35 Minuten
1 x Ausdauersport, jeweils 20–30 Minuten
1 x Ausdauersport, jeweils 30–45 Minuten

**Woche 2:**

1 x Ausdauersport, jeweils 25–35 Minuten
1 x Ausdauersport, jeweils 25–35 Minuten
1 x Ausdauersport, jeweils 30–45 Minuten

**Woche 3:**

1 x Ausdauersport, jeweils 25–35 Minuten
1 x Ausdauersport, jeweils 25–35 Minuten
1 x Ausdauersport, jeweils 30–45 Minuten

**Woche 4:**

1 x Ausdauersport, jeweils 25–35 Minuten
1 x Ausdauersport, jeweils 25–35 Minuten
1 x Ausdauersport, jeweils 30–40 Minuten

**Woche 5:**

> 1 x Ausdauersport, jeweils 30–40 Minuten
>
> 1 x Ausdauersport, jeweils 30–40 Minuten
>
> 1 x Ausdauersport, jeweils 30–40 Minuten
>
> 1 x Ausdauersport, jeweils 40–60 Minuten

**Woche 6:**

> 1 x Ausdauersport, jeweils 25–35 Minuten
>
> 1 x Ausdauersport, jeweils 30–40 Minuten
>
> 1 x Ausdauersport, jeweils 30–40 Minuten
>
> 1 x Ausdauersport, jeweils 40–60 Minuten

## Für weit Fortgeschrittene

Wer unseren Fortgeschrittenenplan 3- bis 4-mal hintereinander geschafft hat, ist leider immer noch nicht wirklich »fortgeschritten« – aber immerhin auf dem richtigen Weg. Sie schaffen es nämlich, diszipliniert am Ball zu bleiben und sind so weit, dass Sie wirklich fit werden wollen. Jetzt ist vielleicht auch schon ein halbes Jahr um, seit Sie mit dem Training begonnen haben, vermutlich spüren Sie erste Effekte an sich selbst. Es wäre auch nicht verwunderlich, wenn Sie schon einen gewissen Spaß daran hätten. Vielleicht haben Sie sich bereits ein neues Outfit zugelegt, neue Sportschuhe oder ein neues Rad – auf jeden Fall ist mit der Regelmäßigkeit eine Veränderung gegenüber dem trainingslosen Zustand davor eingetreten.

Gefühlt haben Sie womöglich auch bereits ein paar Gramm abgenommen, aber wenn Sie nicht auch bereits Ihre Ernährung umgestellt haben, wird das noch nicht so viel sein. Denn im sogenannten Fatburner-Bereich sind Sie noch nicht wirklich, den haben Sie mitunter nur das ein oder andere Mal gestreift. Um an dieser Stelle weiterzukommen, müssen Sie zusätzlich streng – gut, sagen wir: relativ streng – auf Ihre Ernährung achten (siehe S. 72ff.). Doch jetzt geht es wirklich ans Eingemachte.

**Woche 1:**

1 x Ausdauersport, jeweils 40–50 Minuten
1 x Ausdauersport, jeweils 40–50 Minuten
1 x Ausdauersport, jeweils 40–50 Minuten

**Woche 2:**

1 x Ausdauersport, jeweils 40–50 Minuten
1 x Ausdauersport, jeweils 30–40 Minuten
1 x Ausdauersport, jeweils 40–50 Minuten
1 x Ausdauersport, jeweils 50–60 Minuten

**Woche 3:**

1 x Ausdauersport, jeweils 25–35 Minuten
1 x Ausdauersport, jeweils 40–50 Minuten
1 x Ausdauersport, jeweils 15–20 Minuten
1 x Ausdauersport, jeweils 70–80 Minuten

**Woche 4:**

1 x Ausdauersport, jeweils 25–35 Minuten
1 x Ausdauersport, jeweils 40–50 Minuten
1 x Ausdauersport, jeweils 25–30 Minuten
1 x Ausdauersport, jeweils 70–80 Minuten

**Woche 5:**

1 x Ausdauersport, jeweils 40–50 Minuten
1 x Ausdauersport, jeweils 20–30 Minuten

1 x Ausdauersport, jeweils 70–80 Minuten
1 x Ausdauersport, jeweils 50–60 Minuten

**Woche 6:**

1 x Ausdauersport, jeweils 40–50 Minuten
1 x Ausdauersport, jeweils 30–40 Minuten
1 x Ausdauersport, jeweils 40–50 Minuten
1 x Ausdauersport, jeweils 70–80 Minuten

**Woche 7:**

1 x Ausdauersport, jeweils 40–50 Minuten
1 x Ausdauersport, jeweils 25–35 Minuten
1 x Ausdauersport, jeweils 50–60 Minuten
1 x Ausdauersport, jeweils 30–40 Minuten

**Woche 8:**

1 x Ausdauersport, jeweils 50–60 Minuten
1 x Ausdauersport, jeweils 25–35 Minuten
1 x Ausdauersport, jeweils 30–45 Minuten
1 x Ausdauersport, jeweils 80–95 Minuten

**Woche 9:**

1 x Ausdauersport, jeweils 25–35 Minuten
1 x Ausdauersport, jeweils 55–65 Minuten
1 x Ausdauersport, jeweils 35–45 Minuten
1 x Ausdauersport, jeweils 70–85 Minuten

**Woche 10:**

1 x Ausdauersport, jeweils 45–55 Minuten
1 x Ausdauersport, jeweils 25–35 Minuten

1 x Ausdauersport, jeweils 100–120 Minuten
1 x Ausdauersport, jeweils 30–40 Minuten

Wer läuft, sollte nach dem Programm für weit Fortgeschrittene einen 10-Kilometer-Lauf locker schaffen. Wer das 10-Wochen-Programm 2-mal absolviert hat, dürfte sogar einen Halbmarathon locker bewältigen. Für die ganz große Schleife reicht allerdings auch das noch nicht – zu extrem sind die Anforderungen bei einem Marathon, zu groß die gesundheitlichen Belastungen für Kreislauf, Gelenke und Knochen.

# Flacher Bauch & Kraft ohne Ende

Warum soll eigentlich der Bauch weg? Es ist ja in unserem Land erst 40, 50 Jahre her, da war so ein Bäuchlein das Symbol von Wohlstand und Reichtum; und andernorts auf der Welt ist das heute noch der Fall. Doch hierzulande gibt es inzwischen preiswerte Essverlockungen im Sekundentakt: Die Wampe ist also nicht mehr teuer erfressen – und steht deshalb mittlerweile eher als Sinnbild für ein nicht allzu ausgeprägtes Ernährungs- und Körperbewusstsein.

Die FIT FOR FUN-Expertin Heike Schönegge entwickelt seit vielen Jahren Bauch-Workouts und kennt alle namhaften Sportwissenschaftler im In- und Ausland – Ihre Workouts gehören zu den meistkopierten in Deutschland.

**Punkt 1** der Tagesordnung fürs Bauch-weg-Programm muss immer ein konsequentes Ausdauertraining sein, wie es in den vorherigen Trainingsplänen beschrieben wurde.

**Punkt 2** ist eine clevere Ernährung – denn Schokokuchen, Pommes und Hamburger machen sicher keinen flachen Bauch. Hier gilt es, die Regeln aus unserem Ernährungsprogramm (siehe S. 72ff.) einzuhalten.

**Punkt 3** ist ein Kraft-Workout, denn allein im Zusammenspiel von Ausdauer- und Krafttraining lässt sich, vereinfacht gesagt, lästiges Bauchfett wegtrainieren und Muskelmasse dazugewinnen.

## Die 5 besten Übungen

Es gibt viele hervorragende Übungen, mit denen Sie Ihre Kraft ohne große Hilfsmittel verbessern können. Sie finden diese Übungen regelmäßig in FIT FOR FUN. Die 5 besten reinen Bauchübungen präsentieren wir Ihnen hier – und wenn Sie von jeder Übung jede Woche 3-mal je 2 Sätze mit jeweils 10 bis 15 Wiederholungen machen, werden Sie nach den ersten Tagen Muskelkater haben, nach 1 Woche allererste Wirkungen spüren und nach 6 Wochen Ihren Bauchumfang spürbar um einige Zentimeter verringert haben. Doch wie immer gilt: Sie müssen es auch machen!

### 1. Bodendrücker mit Zug

Der Bodendrücker ist eine koordinativ anspruchsvolle Übung: Sie gehen auf alle Viere in die Bankstellung und bauen Körperspannung auf. Heben Sie nun die Knie leicht an, Nacken und Rücken bleiben dabei in einer Linie. Drücken Sie Handballen und Füße in den Boden und zueinander und halten Sie die Position etwa 10 bis 15 Sekunden – Sie werden merken, wie Ihre Muskeln erbeben.

## 2. Gerader Crunch

Der Klassiker. Crunch heißt nicht anderes als Bauchpressen – diese einfachste und wirkungsvollste Variante ist effektiver als viele andere Crunches: Auf dem Rücken liegend heben Sie die Beine an, Ober- und Unterschenkel bilden einen rechten Winkel. Die Hände halten Sie locker an der Stirn. Richten Sie nun Ihren Oberkörper auf und spannen Sie den Bauch etwa 10 bis 20 Sekunden lang an. 15-mal oder öfter wiederholen.

## 3. Sit-ups

Eine Zeitlang etwas aus der Mode, aber heute auch in vielen Fitnessstudios wieder ein Klassiker. Wer Rückenprobleme hat, lässt diese Übung besser. Fixieren Sie die Beine unter der Bettkante oder etwas Ähnlichem, richten Sie den Oberkörper leicht auf und senken Sie ihn anschließend wieder ab.

## 4. Seitstütz

Auch wenn die seitliche Bauchmuskulatur bei jeder Bauchübung mitarbeitet, hier noch eine spezielle Übung für die Flanke. Stützen Sie in der Seitenlage den Körper auf Unterarm und Außenkante des Fußes und halten Sie die Position 10 bis 15 Sekunden. Auf einen geraden Rücken und Nacken achten. Seitenwechsel, Wiederholung.

## 5. Käfer

Ausgangsposition der Übung ist wie beim Crunch: Sie liegen auf dem Rücken und heben Beine und Oberkörper an. Während der Bauch unter Spannung steht, strecken Sie nun den linken Arm und das rechte Bein und umgekehrt – Sie strampeln wie ein Käfer. Das Tempo dürfen Sie variieren.

**Sie merken schon** Die Übungen sind wirksam, aber anstrengend. Tut mir Leid: Das muss sein – wenn Sie sie regelmäßig zu Hause machen, sparen Sie sich das Fitnessstudio und haben dennoch bald eine Top-Figur.

**Alle Studien zeigen: Wer 6 Wochen lang konsequentes Ausdauer- und Krafttraining macht, verliert in dieser Zeit bis zu 4 Kilo und strafft dabei das Muskelgewebe.**

# Nie wieder Rückenschmerzen

Wenn Ihr Rücken kneift, sind Sie in bester Gesellschaft. Mehr als ein Drittel aller Deutschen hat, statistisch betrachtet, gerade in diesem Moment Rückenschmerzen – im Laufe des Lebens sind ernsthaft sogar 85 Prozent von uns davon betroffen, von Arbeitsausfällen und Gesamtkosten für die Volkswirtschaft wollen wir hier gar nicht sprechen.

Natürlich kommt es darauf an, wo exakt Ihre Rückenprobleme lokalisiert sind, und selbstverständlich ist es auch für Sie wichtig, etwas über die Ursachen zu wissen. Es gibt jedoch eine Reihe von allgemeinen Übungen, die Ihren Rücken enorm stärken – und es ist längst gängige Lehrmeinung, dass über 90 Prozent aller Rückenoperationen vermieden werden könnten, würden nur alle Patienten ihren Rücken regelmäßig trainieren. Diese Zahl spricht für sich.

## Die 10 besten Übungen

Die Übungen sind für Leute gedacht, die Rückenschmerzen vorbeugen wollen. Wer starke Rückenschmerzen hat, sollte sich von einem Osteopathen oder einem guten Therapeuten Übungen auf den Leib schneidern lassen. Der Arzt beseitigt nur den akuten Schmerz – langfristig sind alleine Sie gefordert!

### 1. Vierfüßler

Gehen Sie in den Vierfüßlerstand, das Gewicht liegt auf Knien und Händen. Spannen Sie Bauch und Po an, heben Sie ein Bein in die Horizontale und halten Sie die Position 15 Sekunden lang. 3 Wiederholungen, Seitenwechsel.

### 2. Beckenlift

Heben Sie auf dem Rücken liegend den Po an, sodass Schultern, Hüfte und Knie eine Linie bilden. Halten Sie die Position 15 Sekunden lang. Seitenwechsel.

### 3. Liegestütz

Das kennen Sie: Gewicht im Vierfüßlerstand auf Füße und Hände verteilen, den Oberkörper langsam in Richtung Boden absenken, aber nicht ablegen! 3 x 10 Wiederholungen.

### 4. Kniebeuge

Sie stehen aufrecht, die Beine sind schulterbreit geöffnet, der Rücken ist gerade. Neigen Sie nun den Rumpf leicht nach vorn und beugen Sie die Knie. 3 x 10 Wiederholungen.

### 5. Rückendehnung

Sie knien auf dem Boden, die Beine sind leicht geöffnet, der Po ruht auf den Fersen, der Oberkörper zwischen den Oberschenkeln. Strecken Sie nun die Arme so weit wie möglich nach vorn, dabei wird automatisch der Rücken gedehnt. Halten Sie die Position 15 Sekunden lang und wiederholen Sie die Übung.

## 6. Schulterdehnung

Sie stehen aufrecht und halten den rechten Arm im rechten Winkel nach vorn. Drücken Sie nun den Arm vor der Brust nach links, die linke Hand ruht dabei auf dem rechten Oberschenkel. Die Hüfte bleibt gerade. 15 Sekunden halten und die Übung wiederholen. Seitenwechsel.

## 7. Diagonale im Sitz

Sie sitzen auf einem Stuhl, die Beine sind hüftbreit geöffnet. Führen Sie nun die rechte Hand zur linken Fußspitze und den linken Arm nach oben hinten. 15 Sekunden halten, Seitenwechsel.

## 8. Radfahren

Sie liegen auf dem Rücken, heben die Beine leicht vom Boden ab und spannen die Bauchmuskeln an. Bewegen Sie nun die Beine wie beim Radfahren, 3 x 30 Sekunden lang.

## 9. Dehnung der Hüftbeuger

Sie stehen aufrecht, machen dann einen Ausfallschritt nach vorn und strecken das andere Bein in gerader Linie nach hinten. Drücken Sie nun die Hüfte nach vorn, bis sie eine Dehnung in der Hüftbeuge spüren. 15 Sekunden halten, die Übung wiederholen, Seitenwechsel.

## 10. Seitstütz

Sie liegen auf der Seite, stützen sich auf einen Unterarm auf, der Körper ist gerade, die Beine sind gestreckt. Das Gewicht liegt auf Unterarm und Fußaußenkante. Halten Sie die Position 15 Sekunden und wiederholen Sie die Übungen 2-mal. Seitenwechsel. In der schwierigeren Variante das obere Bein anheben.

Auch bei Rückenschmerzen ist Bewegung enorm wichtig. Im akuten Fall sollten Sie natürlich einen Arzt aufsuchen, um die Ursachen abzuklären. Doch zur Vorbeugung und langfristigen Therapie eignet sich nichts besser als ein ausgewogenes und regelmäßiges Kräftigungsprogramm.

# Die 10 gesündesten Sportarten

Hier ködern wir Sie mit einem Widerspruch in sich: Denn natürlich sind alle Ausdauersportarten gesund, Unterschiede gibt es vor allem in den Auswirkungen auf die Gelenke und beim Verletzungsrisiko.

### 1. Laufen

Das Laufen verbraucht mehr Kalorien in der gleichen Zeit als jede andere Sportart, dabei sind koordinative Fähigkeiten und Kräftigung nicht so ausgeprägt. Die Gelenke werden allerdings weniger belastet als oftmals angenommen, denn wer für sich den richtigen Laufstil herausgefunden hat, kann fast nichts falsch machen.

### 2. Radfahren

Man muss schon etwas mehr strampeln als laufen, um den gleichen Effekt zu erzielen, was Kalorienverbrauch und Ausdauer angeht – dann aber ist Radfahren eine unglaublich gesunde Sportart, die man oft nebenbei ausüben kann. Verletzungsrisiko und Kosten sind hier etwas höher als bei anderen Sportarten. Wer nur Rennrad fährt und Rückenprobleme hat, sollte sich die Satteleinstellungen von einem Profi vornehmen lassen!

### 3. Schwimmen

Fast so viele Kalorien wie beim Laufen werden hier verbraucht, auch in Sachen Koordination und Kräftigung gibt es Pluspunkte. Die Gelenke werden noch viel besser geschont als beim Laufen, und das Verletzungsrisiko ist ebenfalls sehr gering.

### 4. Inlineskaten

Obwohl vielleicht etwas aus der Mode gekommen, ist das Skaten auf Gummirollen die beste Sportart, um Gleichgewicht, Koordination und Ausdauer gleichzeitig in den Griff zu bekommen. Je nach Anspruch steigt der Kalorienverbrauch, allerdings ist auch das Verletzungsrisiko signifikant höher. Wer sich tolle Skates leistet, sollte ein weiteres Viertel des Kaufpreises in Ellenbogen-, Hand-, Knieschutz und Helm investieren.

### 5. Wandern/Walking

Je länger, je lieber, je gesünder. Gefährlich ist es nicht, teuer ist es nicht, aber man muss am Ball bleiben. Wer sich darauf einlässt, kann in herrlicher Umgebung Wunderbares erleben.

### 6. Skilanglauf

Ausgezeichneter Ausdauersport mit hohem Kalorienverbrauch und gelenkschonenden sowie koordinativen Bewegungsabläufen. Zudem rückenschonend.

### 7. Golf

Eine 18-Loch-Runde bei frischer Luft zu laufen kann nicht ungesund sein – ein echter Ausdauersport ist das Golfen allerdings nicht. Vorsicht bei Rückenleiden: Viele Golfer haben durch die Drehbewegungen beim Abschlag Bandscheibenprobleme.

## 8. Tennis

Ein Sport, bei dem man schnell ins Schwitzen kommt. Durch die vielen Querbeschleunigungen allerdings entstehen hohe Belastungen für Ihre Gelenke.

## 9. Ballspiele

Fußball, Handball, Volleyball & Co. sind Mannschaftsspiele, die man erst dann mit viel Spaß ausüben kann, wenn eine gute Grundfitness vorliegt. Als Ergänzung zu einer Ausdauersportart sind sie ideal – und weniger gefährlich als oftmals angenommen.

## 10. Aerobic/Step-Aerobic

Diese Ausdauersportart wird meist im Fitnessstudio oder vor dem Fernseher unter Anleitung trainiert. Wer das mag und durchhält, verbraucht ordentlich Kalorien und kräftigt zusätzlich seine Muskeln.

# Die 10 gefährlichsten Sportarten

Gefährliche Sportarten, darunter die sogenannten Extremsportarten, gehören ebenfalls in die sportliche Welt von FIT FOR FUN. Sie atmen ein freies, selbstbestimmtes Leben, meist unter freiem Himmel, der Natur nah. Bei diesen Sportarten werden ursprüngliche Gefühle erzeugt, die man sich im Privat- oder Berufsleben oftmals nicht erlauben darf – besonders bei den Mutigen, die sich das zutrauen, allerdings auch bei den vielen Hunderttausend Zuschauern, die einen solchen Nervenkitzel lieber nicht selbst erleben wollen.

## 1. Ski Alpin

Der weiße Sport scheint wenig extrem und ist ein toller Winter-
sport für viele – ernsthaft aber nur Menschen zu empfehlen, die
fit sind. Hohe Druck- oder Stoßbelastungen sind die Regel, das
Verletzungsrisiko ist enorm. Auf die wenigen Tage Skifahren im
Jahr also bitte besonders vorsichtig vorbereiten und vorher stets
aufwärmen.

## 2. Motorsport

Auch Motorsportler müssen fit sein – die Schumachers dieser
Welt haben den Dreiklang von Bewegung, Ernährung und Entspannung ebenfalls verinnerlicht. Ohne die entsprechenden
Verhaltensweisen fährt man nicht vorn mit. So gefährlich Mo-
torsport ist – Draufgänger sind die Fahrer meist nicht, dafür
aber Spitzensportler, die an ihre Grenzen gehen. Gegen tech-
nische Defekte und menschliches Versagen sind sie dennoch
nicht gefeit.

## 3. Drachenfliegen

Drachenflieger sind Extremsportler, die ihre Touren penibel vorbereiten und ihr Material genauestens kontrollieren müssen
– sie wissen meist genau, wo ihre Grenzen sind und wagen sich
nicht darüber hinaus.

## 4. Eistauchen

Hier werden mehrere Extremelemente miteinander verknüpft.
Es scheint der ultimative Kick zu sein, unterhalb einer Eisdecke
nach Wracks, seltenen Tieren oder einfach nur so Ausschau zu
halten. Das Gefühl, in völlig unentdecktes Terrain vorzustoßen,
löst oftmals Glücksgefühle aus, die durchaus süchtig machen

können. Größte Gefahr ist hier die Selbstüberschätzung – aber die Sportler wissen: Ein Fehler kann zum Tod führen.

## 5. Reitsport

Unzählige Sportarten sind aus dem Umgang mit dem früher wichtigsten Nutztier des Menschen entstanden: Immer geht es darum, dass Mensch und Tier eine Einheit bilden und gemeinsam ein Ziel erreichen. Für die Sportler erfordert Reiten ein hohes Maß an Konzentration, Koordination und durchaus auch an Kraft und Fitness – je geübter man hier ist, desto sicherer ist man. Selbst erfahrene Reiter sind nicht vor Unfällen geschützt, das Pferd ist ein Individuum, das man in manchen Situationen nicht kontrollieren kann.

## 6. Freeclimbing

Auch Kletterer sind keine Gefahrensucher – Größen wie der FIT FOR FUN-Experte Stefan Glowacz sind Grenzgänger, aber keine Wahnsinnigen. In der Regel bereiten sie ihre Expeditionen monatelang vor, betreiben Notfallmanagement und haben immer einen Plan B, falls der Berg im ersten Anlauf nicht zu nehmen ist. Dennoch bleibt ein hohes Risiko, Glowacz selbst kennt buchstäblich den »Rand des Abgrunds« und weiß von zahlreichen Kollegen, die darüber hinausgetreten sind.

## 7. Wellenreiten

Sportarten, die ein hohes Maß an Spezialfähigkeiten voraussetzen, wirken oftmals nur für die Zuschauer extrem – wer z. B. bereits im Krabbelalter in haushohen Wellen vor Hawaii gesurft hat, wird das nicht als gefährlich empfinden. Entsprechend kennt er die Gefahr, kann sie stets richtig einschätzen und damit umgehen. Für den Gelegenheitssurfer, der sich in die gleiche Welle »nur mal so zum Spaß« wirft, sieht die Sache anders aus.

## 8. Canyoning

Für den, der es kann, ist es eine nette Wochenendbeschäftigung – wer zusieht, hält Menschen, die sich in einem kleinen Boot durchs Wildwasser stürzen, schlicht für verrückt – ebenso wie Bobfahrer, Skispringer und andere.

## 9. Bungee-Jumping

Ist das Springen von Klippen Sport? Immerhin: Auf der Website des deutschen Bungee-Pioniers Jochen Schweizer ist diese Beschäftigung unter »Fliegen und Fallen« einsortiert, Sport ist etwas anderes. Dennoch: Extremes als Sucht, der Nervenkitzel als Event – das ist für viele Menschen vielleicht der Ersatz für etwas anderes, wie Psychologen gerne deuten. Jochen Schweizer selbst hat mit zunehmendem Lebensalter mit Yoga angefangen und seiner Lehrerin gesagt, dass die Kicks beim Yoga denen beim freien Fall vergleichbar seien.

## 10. Fallschirmspringen

Die deutsche Ausgabe von Wikipedia verzeichnet alleine 15 verschiedenen klassische Fallschirmsprung-Disziplinen – darunter Speed-Skydiving (so schnell wie möglich frei fallen) oder seit Neuem das Fliegen in einem Wingsuit, einem Flügelanzug. Der Traum vom Fliegen scheint drogenähnliche Substanzen freizusetzen – selbst ganz vernünftige Leute, die mit beiden Beinen fest auf der Erde stehen, betreiben gelegentlich diese Sportart, bei der in der Regel ein Reservefallschirm als Backup zur Verfügung steht, wenn der Hauptschirm ausfällt.

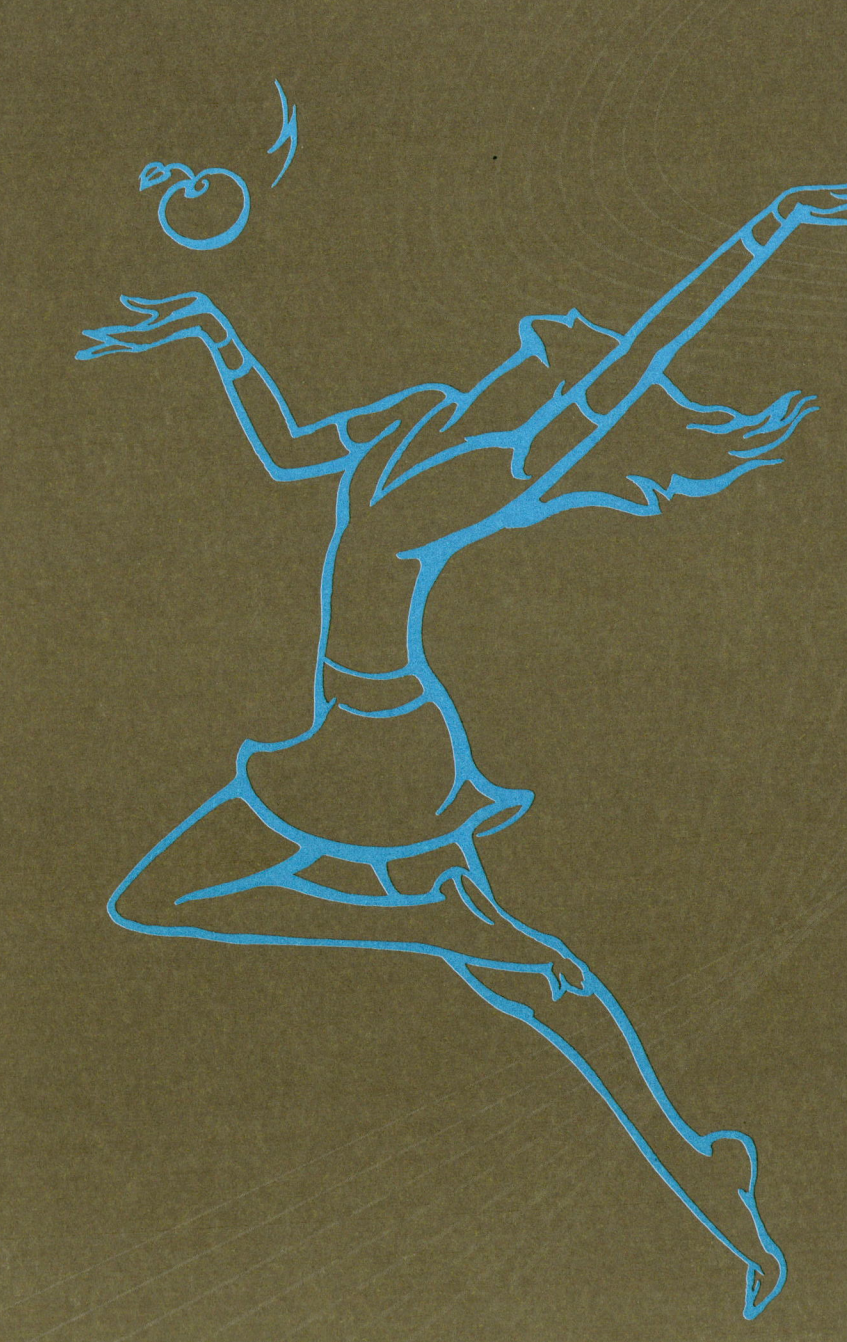

## Kapitel 3

# Ernährung

Haben Sie sich auch schon einmal im Ernährungs-
dschungel verlaufen? Fett ist gut, Fett ist böse,
Kohlenhydrate ja, aber nie mit anderen Lebensmitteln
kombiniert – kein Wunder, dass der Laie da schnell den
Überblick verliert. Doch keine Sorge: Wir haben für Sie
einen roten Faden durchs Labyrinth gelegt.

# Immer gut essen!

Natürlich haben Sie, wenn Sie das hier lesen, ein schlechtes Gewissen, weil Ihnen wahrscheinlich gleich wieder einer sagt, wie gefährlich die leckere Currywurst mit Pommes ist, die Sie so lieben. Macht er nicht! Denn Sie dürfen das. Aber ich knüpfe eine Bedingung daran: Sie sollten wissen, dass so ein Mahl rund 1000 Kilokalorien enthält und dass man, um die wieder loszuwerden, rund 1,5 Stunden ausdauernde Bewegung braucht. Ein klarer Fall: Wer sich viel bewegt, kann auch etwas mehr essen. Ernährungsbotschaft Nummer eins also lautet: Auch Fettes und Süßes ist erlaubt, denn wer sich Genüsse generell versagt, dem versagt auch schnell die gute Laune.

Und jetzt folgt Ernährungsbotschaft Nummer zwei (mehr werden es übrigens nicht): Vor allem sollten Sie sich frisch, fettarm und nicht allzu süß ernähren. Frisch heißt: viel Obst und Gemüse, am liebsten bis zu 5-mal am Tag, gern als Rohkost, aber auch gekocht zubereitet. Es macht auch nichts, wenn das Essen mal aus der Tiefkühltruhe kommt, denn in Tiefkühlkost sind viele Nährstoffe und Vitamine enthalten.

## ... denn Sie wissen, was Sie tun

Wenn Sie nun also 4- bis 5-mal am Tag frisch und fettarm essen und sich zusätzlich ausdauernd bewegen, bleiben Sie fast automatisch fit. Sollten Sie tatsächlich ein paar Kilo zu viel mit sich herumschleppen, werden Sie nach einigen Monaten konsequenter Ernährung wissen, was Ihrem Körper guttut, auf das eine oder andere verzichten und dadurch abnehmen. Sie werden einfach wieder ein natürliches Gefühl für die Nahrungsaufnahme entwickeln.

Ernähren Sie sich also ganz bewusst. Setzen Sie jeden Bissen in einen Bezug zu Ihrem Körper, der diese Nahrung benötigt, um mit Ihrem Geist und Ihrem Bewusstsein zusammen noch viele gesunde Jahre zu verbringen. Wenn Sie sich bewusst ernähren, ernähren Sie sich beinahe automatisch gut – dann geben Sie Ihrem Körper, was er braucht, und nicht das, was sich am Wegesrand anbietet oder was er vielleicht nicht verträgt.

## Hauptsache abwechslungsreich

Um gut zu essen, müssen Sie nicht viel essen – Ihr Körper weiß eigentlich, wann er satt ist, und er sagt es Ihnen auch. Doch was genau ist denn nun gut für Ihren Körper? Ein sehr komplexes Thema und natürlich ein relativer Begriff. Für die meisten Jugendlichen z. B. bedeutet er etwas völlig anderes als für ältere Zeitgenossen. Und doch ist es gerade in jungen Jahren wichtig, sich gut und gesund zu ernähren. Warum gibt es immer mehr dicke Kinder in Deutschland? Weil das, was billig und schnell verfügbar ist, auch gut und gesund ist? Sicher nicht. Sonst würde nicht nur ein gutes Drittel aller Deutschen täglich Obst und Gemüse essen.

Gut essen heißt in erster Linie abwechslungsreich essen, und zwar in jeder Beziehung. Mal mehr, mal weniger, mal preiswerter, mal teurer, mal Obst, mal Nudeln, mal Fisch, mal Fleisch, mal selbst gekocht, mal im Restaurant, mal beim Griechen, mal beim Italiener, mal bei McDonalds, mal bei Burger King, mal warm, mal kalt, mal salzig, mal süß.

**Vegetarier sind auch Menschen** Wer weniger abwechslungsreich isst, weil er z. B. kein Fleisch mag, ist deswegen auch noch nicht zum Tode verurteilt. Sie sollten dann nur dafür sorgen, dass Sie bei den anderen Möglichkeiten variabel bleiben. Denn auch den

Rohköstlern, die glauben, sich gesund zu ernähren, weil sie den ganzen Tag nur Karotten knabbern, sei gesagt: Auch das ist eine Form von Mangelernährung. Schon deshalb war Robinson so froh, als er auf seiner Insel plötzlich Feuer hatte: Er konnte sich endlich auch mal ein Hühnchen braten!

**Sich gut und gesund zu ernähren ist eigentlich ganz einfach: Essen Sie möglichst vielseitig, frisch, fettarm, nicht zu süß – und vor allem: Bleiben Sie in Bewegung! Denn die sorgt für eine optimale Stoffwechselregulierung.**

# Fettkiller & Co.

Im vorigen Kapitel (siehe S. 73) haben wir von den vielen dicken Kindern gesprochen, die es mittlerweile in Deutschland gibt. Als Erklärung – und Entschuldigung – werden oft »die Drüsen« oder die genetische Veranlagung herangezogen. Doch machen wir uns nichts vor: In den meisten Fällen liegt es schlicht am Bewegungsmangel und an einer falschen Ernährung. Krankheiten, die zu Fettsucht führen, gibt es nur extrem selten, und die genetische Prädisposition zur Adipositas, wie die Fettsucht wissenschaftlich heißt, existiert nur insofern, als dass oft auch die Eltern dick sind und ihre Ernährungsgewohnheiten an die Kinder weitergeben. Hier soll es allerdings nicht um die Gründe des Übergewichts gehen, sondern darum, es bestmöglich loszuwerden.

### Speck lass nach!

Das Wort »Fettkiller« auf einem Zeitschriften-Cover hat noch immer funktioniert, gleichgültig ob im Zusammenhang mit einer

Ausdauersportart oder 49 weiteren Fettkillern. Das eigentliche Fatburning, also die Fettverbrennung, ist dabei nichts anderes als ein lebensnotwendiger Stoffwechselvorgang, der unserem Körper zur Energiezufuhr dient. Unser Körper hat eine ganze Reihe von Mechanismen entwickelt, die dafür sorgen, dass ausreichend neue Energie zugeführt und Fett aus den Fettzellen in Energie umgewandelt wird. Das ist letztlich die Idee des Fettkillens: Vorhandenes Fett sollte möglichst ökonomisch in Energie umgewandelt werden und gar nicht erst die Chance bekommen, sich in Fettzellen anzusiedeln. Wenn es da aber nun schon einmal ist, muss es wieder herausgeholt werden.

## Gutes Fett, böses Fett

Sie wissen ja vermutlich bereits, dass es, vereinfacht ausgedrückt, »gesunde« Fette gibt, d. h. vor allem Pflanzenöle mit ungesättigten Fettsäuren. Dazu gehören Olivenöl, Rapsöl, Leinöl und Nussöl – die an dieser Stelle empfohlen werden können.

Daneben gibt es aber auch tierische Fette, die Sie z. B. in Butter, Wurstwaren und Käse finden und die leider allzu häufig als Geschmacksträger des betreffenden Lebensmittels dienen. Anders formuliert: Fettfreie Leberwurst schmeckt einfach nicht. Mit diesen Fetten sollten Sie aufpassen und mit Butter, Wurst und Käse entsprechend sparsam umgehen. Fettarme Milch und Milchprodukte können schon öfter auf Ihrem Speiseplan auftauchen, denn damit sind Sie bestens mit Eiweiß und Kalzium versorgt.

## Der Bodymass-Index

Der Bodymass-Index (BMI) ist ein weithin anerkanntes Messinstrument zur Erkennung von Über- oder auch Untergewicht. Den BMI berechnen Sie, indem Sie das Körpergewicht in Kilogramm durch das Quadrat der Körpergröße in Metern teilen. Das Normalgewicht liegt bei einem BMI von 20 bis 25, darunter kann es zu wenig sein, darüber zu viel. Ganz exakte Werte erhalten Sie, wenn Sie unter www.fitforfun.de den BMI-Rechner ansteuern – dort gibt man Größe, Gewicht, Alter und Geschlecht ein und erfährt dann sofort seinen BMI samt Auswertung und Tipps, wie weiter zu verfahren ist.

## Der Bauchumfang

Waschbrettbauch hin, Waschbrettbauch her – bei den meisten Männern und Frauen geht es erst einmal darum, den Bauchumfang überhaupt zu reduzieren, denn das ist lebenswichtig: Die allgemeingültige Forschungsmeinung heutzutage besagt, dass Bauchumfänge von über 80 Zentimetern bei Frauen und von über 94 Zentimetern bei Männern als wichtige Risikofaktoren für Krankheiten betrachtet werden müssen. Die Gefahr, einen Herzinfarkt oder Schlaganfall zu erleiden oder an Diabetes mellitus zu erkranken, steigt mit zunehmendem Umfang weiter: Frauen mit 90, Männer mit über 100 Zentimeter Bauchumfang – unabhängig von Alter und Körpergröße – gehören schon zur Gruppe mit dem höchsten Risiko. Diese Werte sind, so sagt auch der FIT FOR FUN-Experte Prof. Dr. Michael Despeghel, genauso aussagekräftig wie der Bodymass-Index, der von Alter und Körpergröße abhängt.

## 5 kleine Fettkiller-Regeln für zwischendurch

▸ Denken Sie immer daran: Der nächste kleine Hunger kommt bestimmt. Einen Plan dafür zu haben, ist optimal.
▸ Dunkle Schokolade ist besser als helle – und man isst viel weniger davon.

▶ Lieber zum Markt als zur Bude: Obst oder selbst ein Brötchen ist besser als ein Schokoriegel.

▶ Essen Sie regelmäßig, am besten 3-, 4-mal am Tag. Die beste Strategie gegen Heißhunger.

▶ Der neueste Hit sind sogenannte Smoothies, Fruchtsäfte mit Fruchtfleisch und vielen Vitaminen. »Richtiges« Obst können sie dennoch nicht ersetzen.

**Ausreichend Flüssigkeit und natürlich körperliches Training sind der Schlüssel zur erfolgreichen Fettbeseitigung – alle anderen Wege können Sie vergessen.**

# Die beste Diät der Welt

Es ist leider Fakt: In Sachen Ernährung haben viele Menschen keinen richtigen Plan, und der Aufklärungsbedarf ist riesig. Das gilt für beide Geschlechter, wie FIT FOR FUN bei einer Marktforschung Anfang 2008 herausgefunden hat. Man sollte meinen, wer sich halbwegs frisch und nicht immer nur von Fast Food ernährt, weiß, was seinem Körper guttut und was nicht. Da muss das beste Frühstück der Welt nicht nur aus Müsli bestehen, und da müssen Sie auch keine Diät machen, von der Sie nur das Gefühl haben, dass Sie sie sowieso nicht durchhalten. Und selbst wenn doch: Was kommt danach, wie geht es weiter? Genau das ist das Problem vieler Diäten.

## Zum Körpergefühl zurückfinden

Das Wort »Diät« kommt aus dem Griechischen und bedeutet Ernährungsumstellung – und soweit wir wissen, hat schon Hippokrates übergewichtigen Patienten eine solche empfohlen.

Und zwar mit dem Hinweis, sich wieder etwas natürlicher zu ernähren. Immer dann nämlich in der Geschichte der Menschheit, wenn eine Kultur besonders hoch entwickelt war – also auch bei den alten Griechen –, haderten die Menschen mit ihrem Körpergefühl, ernährten sich schlecht und wurden dick.

Heute, im 21. Jahrhundert, sind wir auch wieder weit von einer natürlichen Lebensweise entfernt, denn in Zeiten industrieller Lebensmittelfertigung wissen viele Menschen nicht mehr, wo das Gleichgewicht zwischen gesundem Essen und Genuss liegt. Das gilt für alle Altersgruppen, besonders aber für die 40- bis 50-Jährigen, denn in diesem Lebensabschnitt nimmt jeder von uns statistisch gesehen rund 9 Kilo zu. Das liegt vor allem daran, dass sich der Stoffwechsel in dieser Zeit – ähnlich wie in der Pubertät – verändert.

**Was darf's denn sein?** Ob Weight Watchers, California-Diät, South Beach, Low Carb, Atkins, Schlank im Schlaf, Volumetrics, Brigitte oder FIT FOR FUN – bei jeder ernst zu nehmenden Diät geht es um eine Stoffwechselregulierung mittels Ernährungsumstellung. Nur damit können Sie dauerhaft abnehmen und den Jo-Jo-Effekt vermeiden.

Von der besten Diät haben wir bereits gesprochen: Sie besteht aus dem Dreiklang von Bewegung, Ernährung und Entspannung, der sich in fast allen vernünftigen Diät-Programmen wiederfindet. Einen Zaubertrank oder einen Appetitzügler einzunehmen bringt überhaupt nichts, jedenfalls nicht langfristig. Genauso abzuraten ist von jedweder Crash- (»3 Kilo in 3 Tagen«) oder Mangel-Diät, bei der Sie auf ein Nahrungsmittel – sicherlich auf eines, das Sie gern mögen! – verzichten müssen. Garantiert werden Sie innerhalb kürzester Zeit einen unbändigen Heißhunger auf eben jenes Lebensmittel entwickeln.

## Die besten Diät-Tipps

▸ Mehrmals täglich Obst und Gemüse
▸ Fleisch 2- bis 3-mal pro Woche genügt
▸ Mehrmals täglich Milchprodukte (Quark, Käse, Joghurt)
▸ 2- bis 3-mal pro Woche Fisch
▸ Wenig Butter, kalt gepresstes Öl zum Salat, Diätmargarine
▸ Mehrmals täglich Brot, Reis, Nudeln, Müsli aus Vollkorn
▸ 1 bis 2 Liter Wasser täglich
▸ Jeden Tag einkaufen gehen, frische Sachen!
▸ Mehrmals pro Woche selbst frisch kochen
▸ Nur 1-mal die Woche Fast Food
▸ Nur 2-mal wöchentlich Süßigkeiten
▸ Nur 2-mal wöchentlich Fertigprodukte
▸ Alkohol nur bei besonderen Gelegenheiten
▸ Nur 1-mal die Woche Limo oder Cola
▸ Jeden Morgen in Ruhe frühstücken
▸ Nach dem Abendessen nicht mehr naschen
▸ Regelmäßig essen, am besten zu festen Zeiten
▸ Nur 1- bis 2-mal wöchentlich Gegrilltes, Gebratenes oder Frittiertes

**Moment mal** Das ist schon alles? Ja, das ist schon alles. In diesen wenigen Regeln ist kein einziges Nahrungsmittel wirklich verboten, auch Genussmittel sind möglich. Aber nicht, wenn Sie gerade Lust darauf haben, sondern nur dann, wenn es etwas zu feiern gibt. Halten Sie sich einmal an diese Regeln, den Ernährungsplan dazu können Sie selbst vorher gestalten. Das ist viel weniger anstrengend, als irgendetwas überhaupt nicht zu dürfen. Wenn Sie jetzt noch eines der Programme aus unserem Bewegungskapitel durchführen und wirklich keine Ausnahmen machen, können Sie nur ab- und nicht zunehmen – und Sie werden Ihren Körper bald selbst gut im Griff haben.

**Alleine eine Ernährungsumstellung mit einem Rezeptplan, in dem fast alles erlaubt ist, plus einem festgelegten Bewegungsprogramm und der Möglichkeit, über das alles entspannend zu reflektieren, zeigt Wirkung. Nichts anderes empfiehlt die mehrfach preisgekrönte FIT FOR FUN-Diät.**

# »Five a day« – Obst & Gemüse

Wie gesund sind Obst und Gemüse wirklich? Im Idealfall haben uns unsere Eltern immer wieder darauf hingewiesen, dass »da die Vitamine drinstecken« – den Beweis dafür mussten sie uns in der Regel schuldig bleiben.

Die Deutsche Gesellschaft für Ernährung wird da konkreter: Sie fordert seit Langem »Five a day«, d. h., mindestens 5-mal am Tag Obst und Gemüse zu sich zu nehmen, eine Menge von einem guten Pfund insgesamt. Natürlich ist es so, dass die meisten Menschen heutzutage mit ausreichend Vitaminen versorgt werden – klassische Mangelernährung gibt es heute nur noch selten. Dennoch: Fast ein Fünftel aller Deutschen isst praktisch überhaupt kein Gemüse, geschweige denn Obst. Und jetzt gleich 5-mal? Ja, sagen die Profis, denn die Energiedichte der weichen Naturprodukte ist nicht sehr hoch. Im Klartext: Mit einem Apfel oder einem halben Pfund Kirschen bekommt man den Magen schneller gefüllt und dadurch eher ein Sättigungsgefühl. Je öfter Sie das tun, desto eher werden Sie auf andere, ungesündere Lebensmittel mit einer höheren Energiedichte verzichten, etwa auf Schokolade oder Bonbons. Das bedeutet dann, dass Sie erstens satt sind, zweitens sich ein vernünftiges Verhältnis aus Kohlen-hydraten und Nährstoffen einverleibt haben und drittens auch noch ein gutes Gewissen haben!

**Übrigens** An die Stelle von Obst oder Gemüse kann ab und zu auch einmal ein Saft treten. Achten Sie aber darauf, dass Sie einen 100-prozentigen Saft erwischen und kein Konzentrat, und Sie sollten auch bedenken, dass Säfte weniger Ballaststoffe ent-halten und dadurch nicht so satt machen. Seit Neuestem gibt es sogenannte Smoothies oder Vollfruchtsäfte, die mehr Bestand-teile der ganzen Frucht enthalten – das ist besser.

**Wer schlanker werden und sein Bluthochdruck-, Herz-infarkt- und Schlaganfallrisiko senken will, kommt nicht umhin, mindestens 5 Portionen Obst oder Gemüse über den Tag verteilt zu sich zu nehmen.**

## Achtung, Vitamine!

»Kind, pass auf, dass du genug Vitamine bekommst«, haben uns die Eltern eingetrichtert und zu kleinen Gemüsemonstern erziehen wollen – und manchmal das Gegenteil erreicht. Vit-amine sind lebensnotwendige Stoffe, die der Körper nicht selbst erzeugen kann und die folglich mit der Nahrung aufgenommen werden müssen. So tief sitzt das Vitamintrauma in vielen von uns, dass eine ganze Industrie davon lebt, Lebensmittel künst-lich mit Vitaminen anzureichern oder gleich Vitamine zum ge-zielten Einnehmen anzubieten. Es ist gut, dass es das gibt, doch diejenigen von uns, die die Ernährungsregeln aus dem vorhe-rigen Kapitel (siehe S. 79) beachten, haben nicht den geringsten Bedarf an Nahrungsergänzung.

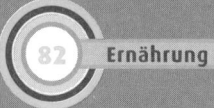 

## Kleine Vitaminkunde

▶ Vitamin A ist u. a. wichtig für das Sehen sowie für die Haut und die Schleimhaut. Beispielsweise in Karotten, Spinat und Grünkohl enthalten.

▶ Vitamin B1 ist u. a. wichtig für den Kohlenhydratstoffwechsel; das Vitamin kommt z. B. in Fleisch, Hülsenfrüchten, Kartoffeln und Vollkorngetreide vor.

▶ Vitamin B6 hilft u. a. den Nerven, dem Immunsystem und dem Blut. Es kommt z. B. in Fleisch, Fisch, Bohnen und Kohlgemüse vor.

▶ Vitamin B12 hilft u. a. bei der Bildung roter Blutkörperchen und stellt die Funktion von Nervenzellen sicher. Ebenfalls z. B. in Fleisch, Fisch, Eiern und Milch enthalten.

▶ Vitamin C schützt u. a. die Blutgefäße und reguliert den Stoffwechsel. Der Klassiker ist u. a. in Zitrusfrüchten und frischem Gemüse wie etwa in Paprika oder Brokkoli enthalten.

▶ Vitamin D bestimmt u. a. unseren Kalziumhaushalt, der für das Knochengerüst mitverantwortlich ist. Das Vitamin kommt z. B. in fettreichem Fisch vor.

▶ Vitamin E bietet u. a. Zellschutz und kommt z. B. in Nüssen oder pflanzlichen Ölen vor.

▶ Folsäure ist u. a. wichtig für den Proteinstoffwechsel und die Blutbildung. Sie kommt z. B. in Spinat, Gurken und Salat vor.

▶ Vitamin K ist u. a. wichtig für die Blutgerinnung, es kommt z. B. in Sauerkraut, Rotkraut und Rindfleisch vor.

## Wie sinnvoll sind Nahrungsergänzungsmittel?

All diese Vitamine, seien es die fettlöslichen (A, D, E und K) oder die wasserlöslichen (B1, B6, B12, C und Folsäure) nehmen Sie bei einer ausgewogenen Ernährung ausreichend zu sich – Ausnahmen gelten insbesondere für Schwangere (Extra-Folsäure) oder für Menschen, die aufgrund exzessiver Ess- oder Trinkgewohnheiten möglicherweise Mängel ausgleichen müssen. Solche Mängel sind in der Regel aber eher selten – man sollte sie von einem Arzt abklären lassen. Rein prophylaktisch Extra-Vitamine zu nehmen ist nur selten wirklich nötig. Vitamine, die normalen Lebensmitteln zugesetzt werden, sind dagegen nicht zu empfehlen, da man nie weiß, welche Mengen eines Vitamins man nun wirklich zu sich genommen hat.

Viele Vitamine werden bei zu hoher Dosierung vom Körper einfach wieder ausgeschieden, andere können ihm allerdings auch gefährlich werden. So erhöht sich z. B. das Lungenkrebsrisiko von Rauchern noch weiter, wenn diese zusätzlich hochdosiert Vitamin A und E einnehmen.

**Ernähren Sie sich so, wie an vielen Stellen in diesem Buch beschrieben, dann sind Vitamine kein Thema für Sie. Ansonsten sollten Sie abklären, was Sie wirklich benötigen – dann kann die ergänzende Einnahme einiger Präparate sinnvoll sein.**

# Fleisch ist kein Gemüse

Ein großer Fleischesser bin ich nicht – und trotzdem manchmal durchaus ein bisschen neidisch auf die Kolleginnen, denen es gelingt, erstens überhaupt keine Fleischprodukte zu sich zu nehmen und zweitens dabei nicht etwa mangelernährt, sondern sehr gut auszusehen. Gelegentlich esse ich gern mal ein Steak, und im Sommer ist es einfach toll zu grillen, auch wenn ich bei den leckeren, mitunter leicht angekohlten Würstchen natürlich auch ein schlechtes Gewissen habe. Muss ich nicht, sagte mir ein befreundeter Ernährungswissenschaftler, solange ich das nur selten mache.

Denn zu einer ausgewogenen Ernährung gehört Fleisch einfach dazu. Fleisch, das von gesunden, artgerecht aufgezogenen Tieren stammt, liefert Nährstoffe, die der Mensch braucht: biologisch hochwertige Eiweiße, stoffwechselaktive Vitamine der B-Gruppe und Vitamin A. Fleisch trägt wesentlich zur Versorgung mit Eisen und Zink bei, Mineralien, die es natürlich auch in manchen Gemüsesorten gibt, meist aber in geringeren Mengen. Fleisch ist naturgemäß reich an tierischem Fett – auf große Mengen davon sollten Sie also eher verzichten.

**Fett, komm raus!** Leider gibt es in vielen Fleisch- und Wurstwaren jede Menge versteckte Fette – manche Wurst besteht zum allergrößten Teil aus Fett und nur zu einem kleinen Anteil aus reinem Muskelfleisch. Die Deutsche Gesellschaft für Ernährung empfiehlt für den durchschnittlich gesunden Menschen eine Menge von rund 500 Gramm Fleisch pro Woche zur Versorgung mit allen notwendigen Nährstoffen. Mehr mag Ihnen schmecken, wäre aber aus versorgungstechnischen Gründen nicht wirklich nötig.

## Qualität, nicht Quantität

Wer sich an die Empfehlungen hält und vergleichsweise geringe Mengen Fleisch zu sich nimmt, sollte dabei unbedingt auf Qualität achten. Auf die diversen Fleischskandale möchte ich an dieser Stelle lieber nicht eingehen; wer im Fachgeschäft kauft, wird selten mit Betrügereien zu tun haben – ein erfahrener Metzger weiß immer, woher seine Ware stammt. Dass Fleisch eine Ware ist, die zum sofortigen Verbrauch bestimmt ist, gilt in besonderem Maße für Hackfleisch und Hackfleischprodukte. Nur Wurstwaren halten etwas länger, weil sie mit Konservierungsstoffen (natürlichen und chemischen) behandelt werden. Die klassischen Biosiegel sind übrigens meist auch eine Garantie für gutes Fleisch.

**Der Mensch ist von Natur aus ein Allesfresser – braucht sich also für seinen Appetit auf Fleisch nicht zu schämen. In geringen Mengen mit einer üppigen Gemüsebeilage versehen, spricht also nichts gegen die Fleischeslust.**

# Fisch muss sein

Manche mögen ihn einfach nicht, aber für eine fangfrische Scholle oder auch mal ein gutes Stück Lachs lasse ich so manches Stück Fleisch links liegen – und da ich selbst ein eher schlechter Koch bin, freue ich mich sehr, wenn man mir das serviert. Am liebsten mag ich Fisch nicht nur freitags, wie mancherorts aus religiösen Gründen üblich, sondern öfter. Nur am Anfang der Woche könnte es gelegentlich Probleme geben, sagen kritische Küchenchefs, da einige ihrer unseriöseren Kollegen da noch die nicht mehr ganz frische Ware der Vorwoche aufbrauchen...

### Nicht ohne mein Omega 3

Ernährungswissenschaftlich ist man mit Fisch so gut wie immer auf der sicheren Seite, denn er enthält leicht verdauliches, hochwertiges Protein und gehört zu den wichtigsten Quellen für verschiedene Nährstoffe wie etwa Jod, Vitamin D, die Vitamine der B-Gruppe und vieles andere. Wer gern und häufig Fisch ist, darf neben den kalorienarmen Arten auch hin und wieder fettreich schlemmen: Denn Lachs, Makrele und Hering sind reich an Omega-3-Fettsäuren. Inzwischen ist bewiesen, dass diese Nährstoffe vielfältige Funktionen im Körper erfüllen: Sie schützen vor Gefäßkrankheiten, mindern also das Risiko von Herzinfarkt und Schlaganfall, und verbessern die Gehirnleistung – weshalb es Ernährungswissenschaftler gibt, die notorischen Fischhassern das Einnehmen spezieller Nahrungsergänzungsmittel nahelegen.

**Aus ökologischer Sicht** Doch ebenso wie bei der wenig artgerechten Massentierhaltung beim Fleisch gibt es auch beim Fisch ökologische Probleme: Der stark gestiegene Bedarf der Weltproduktion führt offenbar zu einer Überfischung vieler Meere, die Ausbeutung einiger Arten wiederum führt zur sinnlosen Dezimierung anderer Arten. Es sind baldmöglichst neue Regeln vonnöten, die dafür sorgen, dass die Nahrungsproduktion der Welt nicht zu einem Zusammenbruch des ökologischen Gleichgewichts führt.

**Mit 3-mal pro Woche Fisch sind Sie ernährungstechnisch auf der sicheren Seite – dann darf am Sonntag auch mal der Braten auf den Tisch kommen …**

# Ein Glas Wein am Tag ist okay

Viele Leute wundern sich, dass ausgerechnet ich ihnen sage, was der Stand der Forschung in Sachen Alkohol ist. Und der lautet: Ein Glas Wein am Tag besser ist als kein Glas Wein. Ein wenig Alkohol also ist gesund, schon zwei Gläser Wein aber können zu viel sein. Denn sind wir doch einmal ehrlich: Viele von uns sind nicht so diszipliniert, dass es ihnen gelingen würde, sich immer an diese Empfehlungen zu halten. Ebenso schnell wie ein zweites Eis verputzt ist, ist auch das zweite Glas Wein geleert. Eine Grunddisziplin hier ist jedoch vonnöten, denn gerade beim Thema »Alkohol« machen sich viele Menschen etwas vor und glauben, der mäßige, aber regelmäßige Konsum schade ihnen nicht. Hier gibt es indes wissenschaftlich eindeutige Aussagen, und jeder, der etwas anderes behauptet, hat schlicht nicht Recht.

## Alkohol ist ein Zellgift

Alkohol ist ein Zellgift, und das wirkt auch in kleinsten Mengen! Entlastung bringt die Forschung an diesem Punkt nicht, aber sie sagt wieder einmal: Wer sich ansonsten ausgewogen ernährt und regelmäßig bewegt, für den wiegen die Vorteile eines Glases Wein am Tag – ob rot oder weiß ist Geschmackssache – die Nachteile auf.

Alkohol bewirkt selbst in kleinen Mengen eine Betäubung und erzeugt bei vielen Menschen eine angenehme Wärme – das, was sie selbst dann ein entspannendes Gefühl nennen. Vielleicht ist es dieses angenehm entspannte Gefühl, das letztlich für die positiven Effekte im Körper sorgt – darüber streiten sich die Wissenschaftler jedoch immer noch heftig.

**Entlastende Studien** werden natürlich gerne medial ausgeschlachtet – man sollte sie allerdings buchstäblich mit Vorsicht genießen. Wer dennoch gerne mehr trinkt, mag das tun, aber ein schlechtes Gewissen kann ich ihm an dieser Stelle nicht ersparen.

**Ein Glas Alkohol am Tag – insbesondere Wein – ist offenbar tatsächlich besser als keins, aber zwei sind wirklich schon zu viel. Also aufgepasst!**

# Kein Problem mit Fast Food

Inzwischen wissen Sie es ja: Ich bin ein Freund von Hamburgern und Pommes und das nicht nur, weil meine Kinder da gerne hingehen. Aber es gibt einige Tipps, die den Gang zu McDonalds und Burger King erstens gesünder und zweitens preiswerter machen.

**Tipp 1** Kleine Portionen schmecken auch. Mein Menü ist häufig: kleiner Salat, Cheeseburger, kleine Pommes und – zumindest gelegentlich – ein kleines Eis mit Schokosauce. Das ist vergleichsweise abwechslungsreich und schmackhaft und kostet weniger als 5 Euro. Wasser trinke ich zu Hause oder unterwegs, eine Limo spare ich mir.

**Tipp 2** Wenn ich doch einmal den Doppelburger esse plus das Eis dazu – was mir ehrlich gesagt inzwischen einfach zu viel ist, gerade in der Kombination mit dem Salat –, dann muss ich eine Extrarunde mit dem Fahrrad einlegen, sonst darf ich es nicht. Alles geht leider nicht – und »Strafe« muss sein.

**Tipp 3** Mittags eine XXL-Portion und nicht gesportelt! Wenn das nur selten vorkommt, gibt es sogar hier eine Wiedergutmachung: Die Abendmahlzeit fällt nicht etwa aus, aber sie besteht aus einer ordentlichen Portion Salat, dazu Wasser. Ja, das geht.

**Tipp 4** Wenn schon, denn schon. Genießen Sie Ihr Fast-Food-Menü und essen Sie ganz langsam. Je genussvoller und bewusster Sie sich den Massengelüsten nähern, desto bewusster wird Ihnen auch, was Sie Ihrem Körper da zuführen.

**Tipp 5** Zum bewussten Essen gehören auch Informationen über die Nährwerte. Die großen Ketten wissen längst, mit bewussten Kunden umzugehen, und haben für all ihre Nahrungsmittel Nährwerttabellen im Internet oder im Restaurant auf Flyern parat. Die Qualität der Zutaten ist ohnehin meist hoch – einen Skandal kann man sich hier nicht leisten. Bei der zugegeben leckeren Currywurst um die Ecke ist das schon schwieriger.

## Das Maß aller Dinge

»Du darfst sowieso keine Currywurst essen, du bist ja bei FIT FOR FUN«, klingt es mir manchmal im Freundeskreis entgegen. »Sehe ich etwa so aus, als dürfte ich das nicht?«, möchte ich dann am liebsten fragen und mein Gegenüber zu 20 Liegestützen verdonnern. Wir haben uns sogar einmal den Spaß gemacht, auf unserem Titelbild im Sommer eine Original-FIT FOR FUN-Currywurst anzukündigen, die dann im Heft auf einer Seite abgebildet war. Natürlich dürfen wir Currywurst essen und vieles andere auch, bloß: Wir stopfen uns nicht gleich fünf auf einmal hinein. Und es darf auch ruhig eine Currywurst mit solchen Zutaten sein wie in jenem Heft beschrieben.

**Entscheidend ist, was drinsteckt** Der menschliche Organismus ist extrem anpassungsfähig. Eskimos ernähren sich fast ausschließlich von Fisch, die Turkmenen von Fleisch, und viele Naturvölker essen seit Hunderten von Generationen nur vegetarisch. Gemein ist all diesen Konzepten eines: In keiner einzigen dieser Kulturen gab und gibt es ein Überangebot von Fett oder Zucker.

**Also: Ab und zu Fast Food ist okay, aber auch hier können Sie auf Ausgewogenheit achten. Und last but not least ist es die Menge, die's macht.**

# Wasser, Wasser, Wasser

Viel trinken ist doch selbstverständlich, werden Sie sagen, da braucht es kein Extra-Kapitel. Es ist aber leider so, dass viele Leute gar nicht wissen, wie gut Wasser wirklich tut und was es alles im Körper bewirkt. Vielleicht ist es ja interessant für Sie zu wissen, dass Flüssigkeitsverluste von 1 Prozent Ihres Körpergewichts zu Verminderungen Ihrer Leistung führen können. Wenn Sie also einen guten Dreiviertelliter ausschwitzen, ohne gleich wieder nachzufüllen, kann das erhebliche Folgen haben!
Um einen Tag schadlos zu überstehen, braucht Ihr Körper im Schnitt 2,5 Liter Flüssigkeit – am besten in Form von reinem Wasser oder Mineralwasser. Rund zwei Drittel davon werden getrunken, der Rest ist in Lebensmitteln enthalten, besonders in Obst und Gemüse. Sie sollten übrigens trinken, bevor Leistungseinbußen zu spüren sind, also bevor Sie Durst haben!

## Nicht zu viel des Guten

Klug ist es, die Flüssigkeitsmenge gleichmäßig über den Tag zu verteilen. Morgens zwei Tassen Kaffee, eine Schale Müsli mit Milch, ein Glas Orangensaft, eine bis zwei Flaschen Mineralwasser über den Tag verteilt im Büro, zum Abendessen ein alkoholfreies Bier und so weiter – das macht locker 2 bis 3 Liter, ohne dass Sie sich dafür anstrengen müssen. In den letzten Jahren konnte man übrigens häufig lesen, dass es besser sei, 4 bis 5 Liter Wasser am Tag zu trinken. Allerneueste Studien belegen, dass dies zwar aller Voraussicht nach nicht schädlich, aber unnötig ist. Liegt für mich auch auf der Hand: Alles, was den Körper quält – und 5 Liter Wasser sind eine Qual! –, muss man nicht machen.

## Sportler brauchen mehr

Wenn Sie sportlich unterwegs sind, sieht die Sache schon anders aus. An einem heißen Tag, an dem Sie ausdauernd radeln oder laufen, werden Sie automatisch mehr trinken. Doch auch bei sportlicher Anstrengung gilt: Trinken Sie, bevor Sie richtig Durst haben, dann fallen Sie auch nicht ins Leistungsloch. Hier ist 1 Liter Wasser vor dem Wettkampf – vielleicht mit ein wenig Apfelsaft – gerade richtig.

Auf meiner letzten Amateur-Radrenn-Runde habe ich auf 120 Kilometern 6 Liter Wasser getrunken: 1 Liter vorher, 4 Liter zwischendurch und 1 Liter danach. Wenn ich die 2 bis 4 Weizenbiere mitzähle, die ich an diesem Abend noch getrunken habe, komme ich auf eine Flüssigkeitsaufnahme von über 8 Litern. Bei der Gelegenheit: Wer während einer extremen sportlichen Leistung viel schwitzt, muss längst nicht so oft zur Toilette wie an normalen Tagen.

**Wussten Sie,** dass man allein bei der Umstellung seines Limonadenkonsums auf Wasser das Gewicht reduzieren kann? Ein halber Liter Wasser erzeugt bereits ein Sättigungsgefühl, ein halber Liter Cola macht noch durstiger – und erhöht den Energieverbrauch. Auf ein Jahr verteilt wären das bei knapp 2 Liter Wasser am Tag anstelle von Limo fast 40 000 Kilokalorien weniger. Sie würden 5 Kilo abnehmen, einfach so. Und Sie wären nie wieder dehydriert, d. h., Kopfschmerz- und Migräne-Risiko würden sinken, Nierensteine bekämen Sie auch keine, und selbst Depressionen und Bandscheibenprobleme sind mit viel Trinken besser in den Griff zu bekommen!

**Sie haben es schon oft gehört, können es aber gar nicht oft genug hören: Ausreichend Wasser – 2 bis 3 Liter pro Tag – sind das A und O einer gesunden Ernährung.**

# Schokolade erlaubt

Es fällt mir schwer, das zuzugeben, aber eine Tafel Marzipanschokolade geht über alles. Ein Wahnsinn: Zartbitterschokolade und gehackte Nüsse, eine gewaltigere Kalorienbombe kann es kaum geben. Jedes Mal nehme ich mir vor, sparsam mit der kostbaren Ware umzugehen und nur 1 bis 3 Stücke zu verzehren, so wie es in Ratgeber-Büchern immer wieder empfohlen wird. Und dann das: Ich esse das erste Stück – und kurz darauf ist die ganze Tafel verschwunden.

## Schokolade macht glücklich

Nachdem ich die ganze Tafel verputzt habe und bevor das schlechte Gewissen einsetzt, stellt sich ein Glücksgefühl ein, eine Anmutung von frischer Energie. Es ist fast wie eine Sucht. Zum Glück bin ich mit dieser Sucht nicht allein, denn schon seit Hunderten von Jahren stellen die Produkte der Kakaobohne für unzählige Menschen eine große Versuchung dar. Warum ist das so? Ganz einfach: Schokolade macht tatsächlich glücklich, weil sie einen Stoff aus der Gruppe der Endorphine, der Glückshormone, enthält und zusätzlich dafür sorgt, dass weitere glücklich machende Substanzen ausgeschüttet werden.

Die gute Nachricht für Schokoholics: Es gibt echte wissenschaftliche Gründe dafür, warum Schokolade gesund ist – nur möglichst dunkel sollte sie sein. Dunkle Schokolade hat einen hohen Kakao- und einen entsprechend niedrigeren Zucker- und Fettanteil.

**Nervennahrung** Wer während einer schwierigen Prüfung einen Schokoriegel verzehrt, darf das, auch wenn zwei Äpfel den gleichen Zweck erfüllen würden. Bei größeren Mengen, ich erinnere an meine »Tafel-Orgien«, bleibt Ihnen nichts anderes, als so vorzugehen, wie ich es Ihnen im Fast-Food-Kapitel (siehe S. 88) empfehle: Sie müssen Ihrem Körper Wiedergutmachung versprechen und die Schokolade mit einem kleinen Bewegungsprogramm möglichst schnell wieder abbauen.

**Schokolade, je dunkler, je besser, ist in kleineren Mengen sogar gesund und ausdrücklich erlaubt – erst recht natürlich an Tagen mit erhöhtem Energieverbrauch.**

# Die 25 gesündesten Lebensmittel

Für eine FIT FOR FUN-Titelgeschichte haben wir einmal die gesündesten Lebensmittel zusammengestellt. Damit diese Liste nicht allzu einseitig und willkürlich gerät – denn letztlich sind alle natürlichen Lebensmittel gesund –, haben wir sie in 5 Kategorien eingeteilt, um herauszuarbeiten, wogegen, bzw. wofür diese Lebensmittel besonders wirken.

## Schutz für Herz und Kreislauf

Lebensmittel aus dieser Kategorie enthalten besonders viele ungesättigte Fettsäuren und/oder Folsäure, sie können den Cholesterinspiegel senken oder halten die Blutgefäße durch ihre spezielle Nährstoffkombination geschmeidig.

▸ Knoblauch
▸ Orangen
▸ Leinsamen
▸ Haferflocken
▸ Hering

## Lebensmittel, die schön machen

Beta-Karotin und andere Farbstoffe schützen die Haut vor äußeren Einflüssen und verbessern die Zellerneuerung. Vitamin C strafft das Bindegewebe, und Vitamin E hält die Haut elastisch. Besonders geeignet sind folgende Lebensmittel:

▸ Paprika
▸ Melonen
▸ Tomaten
▸ Avocados
▸ Waldbeeren

## Fitness-Food

Diese Lebensmittel enthalten komplexe Kohlenhydrate für eine lang anhaltende Sättigung und eine günstige Insulinwirkung, B-Vitamine und Magnesium für die Muskeln sowie Zellschutzstoffe, die Ausdauersportler besonders reichlich benötigen.

▸ Äpfel
▸ Heidelbeeren
▸ Kartoffeln
▸ Emmentaler Käse
▸ Roggenvollkornbrot

## Schutz für das Immunsystem

Ein hoher Gehalt an zellschützenden Substanzen und anderen sekundären Pflanzenstoffen kennzeichnet diese Kategorie. Wer viel davon verzehrt, senkt sein Krebs- und Infektionsrisiko und führt allen Zellen die optimalen Nährstoffe zu.

▸ Brokkoli
▸ Joghurt
▸ Tofu

▸ Rinderfilet
▸ Blattspinat

## Schlankmacher

Hier finden Sie Lebensmittel, die trotz ihres niedrigen Kaloriengehalts reich an Vitaminen und Mineralstoffen oder sättigenden Ballaststoffen sind. Damit sind sie ideal für alle, die auf ihre Linie achten, sich aber trotzdem gesund ernähren wollen.

▸ Wildreis
▸ Sauerkraut
▸ Putenbrust
▸ Knäckebrot
▸ Mangos

# Die 10 größten Ernährungsirrtümer

Leider halten sich manche Gerüchte in Sachen Ernährung sehr hartnäckig. Mit einigen von ihnen räumen wir hier auf.

## 1. Fett macht dick

Übergewicht entsteht allein als Folge eines Ungleichgewichts aus Energieaufnahme und Energieabbau. Fett stellt dabei nur einen Faktor dar. Zu einer ausgewogenen Energiebilanz gehört immer auch etwas Fett – das ist bei einer normalen Ernährung gar nicht zu vermeiden.

## 2. Je mehr Rohkost, desto besser

Sich ausschließlich von Rohkost zu ernähren, ist auf Dauer nicht gesund; hier drohen Mangelerscheinungen und Untergewicht.

### 3. Spät abends essen ist nicht gesund

Lebensmittel haben einen bestimmten Kaloriengehalt – und zwar immer denselben, unabhängig von der Tages- oder Nachtzeit, zu der man sie verzehrt. Doch mit vollem Magen einzuschlafen beschäftigt Ihren Körper mitunter mehr, als Ihnen lieb ist. Allein aus diesem Grund sollten Sie etwa 2 Stunden vor dem Zubettgehen nicht mehr zuschlagen.

### 4. Sauna macht schlank

Keine Frage: In die Sauna zu gehen macht sicherlich Spaß und ist gut fürs Immunsystem. Doch wie oft Sie auch gehen – Sie schwitzen vor allem Wasser und Mineralien aus, die Sie Ihrem Körper möglichst bald und in ausreichender Menge wieder zurückgeben müssen, sonst droht Dehydrierung!

### 5. Vitaminzusätze in Nahrungsmitteln sind gesund

Nachzulesen im Vitaminkapitel (siehe S. 81 ff.): Vitamine sind in einer ausgewogenen Ernährung in ausreichender Menge enthalten. Wenn Sie den Verdacht eines Vitaminmangels haben, sollten Sie diesen von Ihrem Arzt durch einen sogenannten Vitaminspiegel abklären lassen und dann gezielt medikamentös ergänzen. Übrigens: Gummibärchen sind etwas Leckeres – Vitamin C ist darin aber leider nicht enthalten …

### 6. Margarine ist kalorienärmer als Butter

Ein wirklich uralter Ernährungsirrtum, denn wenn man genau nachmisst, haben Margarine und Butter annähernd den gleichen Kaloriengehalt! Nur Diät-Margarine kann unter Umständen weniger Kalorien haben – sie ist aber vor allem Personen mit Cholesterinproblemen zu empfehlen.

## 7. Fasten macht schnell schlank

Stimmt leider nicht, da der Körper schlau ist, relativ schnell auf ein Sparprogramm schaltet und dann automatisch weniger Kalorien verbrennt. Eine geringe Kalorienzufuhr führt eher zu Gewichtsabnahme als keine Kalorienzufuhr, da der Körper dann trotzdem arbeiten muss.

## 8. Zucker macht unweigerlich dick

Es ist gar nicht möglich, sich zuckerfrei zu ernähren – schon deshalb nicht, weil er in vielen Lebensmitteln enthalten ist und Ihr Gehirn z. B. ihn dringend benötigt. Ein gesunder Körper wird auch signalisieren, wann er genug Zucker hat. Bei bestimmten Essstörungen allerdings funktionieren diese Signale nicht mehr richtig, und es kann zu Übergewicht kommen. Eine größere Gefahr bei zu viel Zuckerkonsum ist das erhöhte Risiko der Zuckerkrankheit Diabetes mellitus.

## 9. Sportler brauchen mehr Kohlenhydrate

Gerade sportliche Menschen benötigen auch etwas Fett und vor allem Gemüse. Allein auf Kohlenhydrate gestellt, hätten die Muskeln schnell Probleme. Nur Hochleistungssportler brauchen vor dem Wettkampf die Extraportion Nudeln, da die Kohlenhydratspeicher schneller leer sind.

## 10. Kaffee schmälert die Leistung

Das wurde lange erzählt – doch heute weiß man: Kaffee verursacht weder schwere Krankheiten noch entzieht er dem Körper nennenswert Wasser. Durch den kleinen Koffein-Kick fühlen sich viele Menschen – zu Recht – angenehm angeregt. Nur übermäßiger Genuss hat hier wie überall negative Wirkungen.

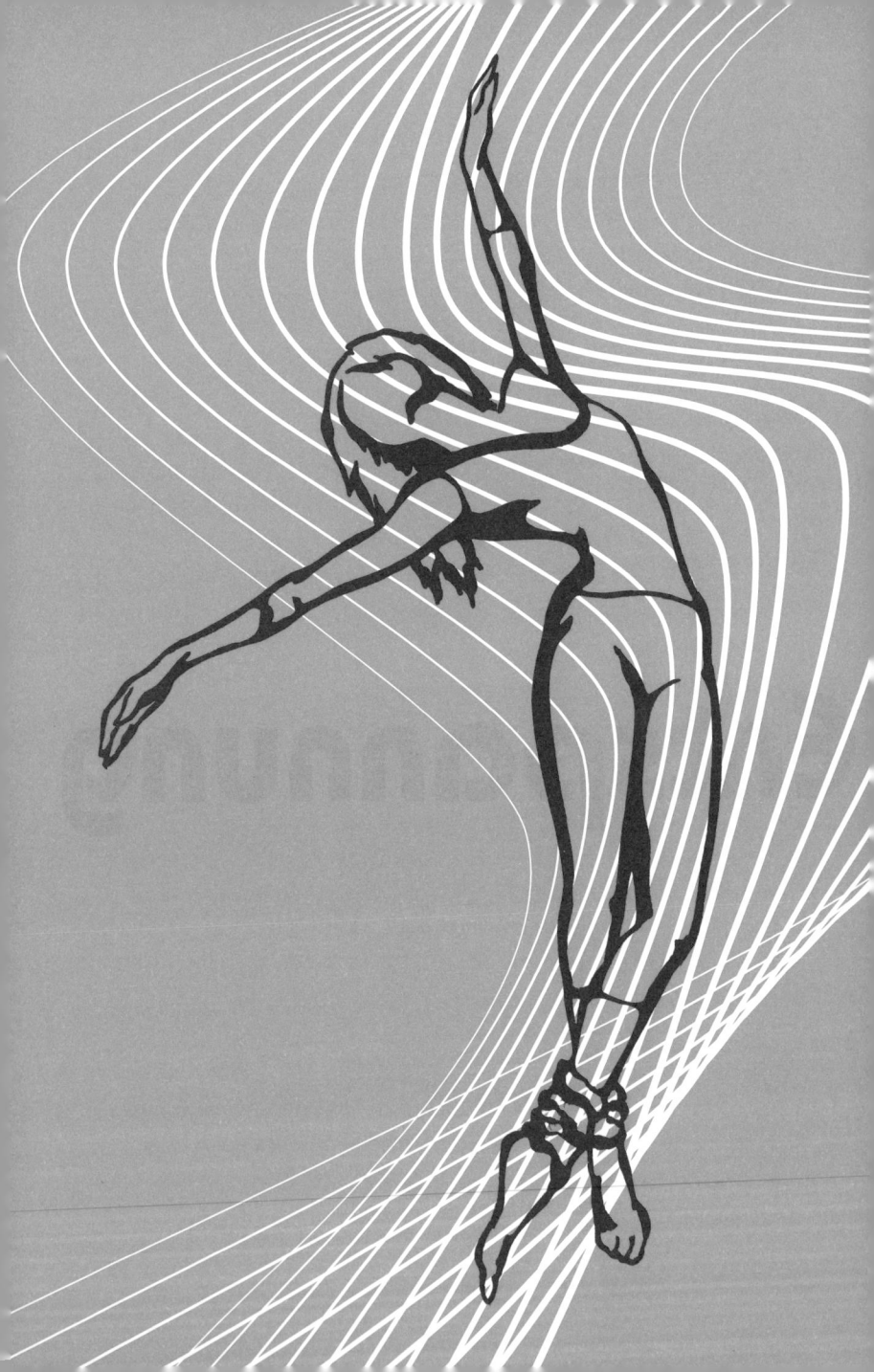

## Kapitel 4

# Entspannung

Wellness ist heute glücklicherweise in aller Munde.
Und damit auch immer mehr Entspannungstechniken,
seien es Atemübungen, Yoga oder autogenes Training.
Doch Sie können – und sollten – tagtäglich etwas für
Ihre Entspannung tun, durch ausreichend Schlaf etwa
oder viele kleine Pausen. Denn Entspannung ist die
dritte Stütze einer gesunden Lebensweise.

# Wie geht eigentlich Entspannung?

Da hat man es endlich geschafft, seinen Traumjob zu finden, Erfolg und tolle Freunde zu haben, man feilt sogar an seinem Aussehen. Jeden morgen ganz früh raus, ein flüchtiges Hallo zu den Lieben und dann den Ernst des Tages in Angriff nehmen. Allerdings: Es kehrt keine Ruhe ein. Ist eine Arbeit erfolgreich erledigt, wartet bereits die nächste. Los geht's. Macht ja Spaß, bringt Geld und erfüllt einen. Mit Präzision wird das Pensum abgespult, wenn der Chef den nächsten Auftrag hat, möchte man ja bereit sein.

Der Sonntag gehört natürlich der Familie. Fast wenigstens, denn das Sportprogramm muss natürlich auch noch irgendwie eingebaut werden. Sind die jetzt deswegen sauer? Nein, man braucht ja seinen Ausgleich. Trotzdem läuft alles ziemlich hektisch, und über die Jahre wird das auch nicht besser.

## Kurz innehalten

Halt. Stopp. Bevor wir jetzt in den roten Bereich abdriften, machen wir doch lieber erst einmal eine Pause. Denn das ist es, was viele von uns nur schlecht in ihr Leben integriert bekommen. Doch wer hochfährt, muss auch wieder runterfahren und zwar am besten mehrmals täglich und nicht erst, wenn der Körper Warnsignale sendet und im Extremfall den Dienst verweigert. Das ist gar nicht so einfach, denn wir hören viel zu selten auf das, was der Körper uns mitteilt.

**Überlegen Sie einmal** Gehen Sie wirklich gut mit sich selbst um? Na klar, wenn es Ihnen irgendwo wehtut, gehen Sie zum Arzt, oder? Eins nach dem anderen. Hören Sie in sich hinein, bevor Sie Tabletten nehmen müssen – genehmigen Sie sich vor allem mehr Ruhe und machen Sie Pausen. Der nächste Schritt findet sich.

Denken Sie nicht an Entspannung, wenn Sie im Stress sind, denken Sie an Entspannung, wenn Sie entspannt sind. Regelmäßig. Je öfter das der Fall ist, desto weniger Stress haben Sie. Das machen Sie ja mit der Bewegung auch so, zumindest, seit Sie dieses Buch gelesen haben. Sie bewegen sich ja auch regelmäßig und nicht erst, wenn Sie das Gefühl haben, jetzt aber schnell etwas tun zu müssen, oder?

## Eine einfache Wahrheit

Locker bleiben, Pause machen, auf den eigenen Körper hören – so einfach soll Entspannung sein? Ja. Doch natürlich führen viele Wege nach Rom, von Atemübungen bis Yogatechniken gibt es unzählige Methoden der Entspannung, die zu erlernen sich lohnt.

Entspannung ist der letzte Ton des großen Dreiklangs Bewegung, Ernährung und Entspannung. Wenn man es nämlich endlich geschafft hat, die körperliche Bewegung in einem durchaus langwierigen – aber nicht langweiligen – Prozess in sein Alltagsleben zu integrieren, wenn man es in einem nächsten Schritt geschafft hat, seine Ernährung langfristig umzustellen, wenn man es – wie ich – dann vielleicht auch noch geschafft hat, das Rauchen aufzugeben, dann fragt man sich natürlich irgendwann, wieso manche Menschen neben ihrer körperlichen Attraktivität auch noch derart gelassen und entspannt sein können, dass man die eigene Nervosität und gelegentliche Unsicherheit direkt körperlich spürt. Und man fühlt: Das hängt alles miteinander zusammen.

## Der Schlüssel zur Vollkommenheit

Was nützen eine hervorragende Fitness und die beste Ernährung, wenn das alles nur geschieht, weil man gerade diesem oder jenem Trend hinterherjagt? Wenn man immer noch viel zu wenig auf sein natürliches Körpergefühl hört und den vielfältigen Verlockungen der heutigen Schnelllebigkeit erliegt? Man könnte fast schon meinen, dass man vielleicht doch lockerer drauf ist, wenn man diesen ganzen Kult um Bewegung und Ernährung besser nicht mitmacht – wäre ja auch viel weniger anstrengend.

Aber genau dies ist der Schlüssel zu wenigstens einem Stück Vollkommenheit. Das ist der Punkt, an dem Sie sich nicht hängen lassen dürfen! Motivieren Sie sich! Finden Sie den Ausgleich zu Ihrem möglicherweise stressigen Berufs- und/oder Privatleben! Bewegung und Ernährung sind erst der Anfang – gewissermaßen die Pflicht. Entspannung ist die Kür.

**Unendliche Möglichkeiten** Der eine schafft es, auf langen, gemütlichen Spaziergängen den Alltag von sich abfallen zu lassen, anderen genügt es, sich mit einem guten Buch in eine andere Welt versetzen zu lassen. Das ist etwas Schönes, doch denken Sie daran: Es geht darum, Sie herunterzufahren, zu erden. Das schaffen virtuelle Welten nicht immer, seien sie in Büchern, in Videospielen, im Kino oder im Internet zu finden.

Sich mal völlig auszuklinken wäre also nicht schlecht – am besten mit einer Technik, die den Körper mit einschließt. Das müssen nicht gleich asiatische Kampfkünste sein, noch nicht einmal das uralte Yoga, mit dem ich mich seit einigen Jahren befasse. Obwohl die meisten »neuen« Entspannungsmethoden ihren Ursprung tatsächlich im Yoga haben, einer fast 3000 Jahre alten Lehre, die Körper und Geist gleichermaßen schult. Auch die

Rückenübungen, die wir Ihnen empfehlen (siehe S. 61ff.), sind letztlich Yoga-Übungen. Diese wenigen Übungen mache ich 3-mal pro Woche etwa 10 Minuten lang – und meine Rückenprobleme haben sich erledigt.

**Welche Entspannungstechnik Sie auch immer für sich wählen und für sinnvoll erachten: Auf die Frage, wie lange Sie Entspannung »üben« sollten, gibt es nur eine Antwort: lebenslang! »Verinnerlichen« Sie Entspannung, bis sie für Sie verständlich wird – das ist das Ziel.**

# Powertipps für Ihre Augen

Jeder Teil des Körpers, jeder unserer Sinne kann und muss natürlich im Rahmen eines ganzheitlichen Körpergefühls entspannt werden. Gern vergessen wir dabei unseren Sehsinn bzw. die Augen. Aus unentspannten Augen kann man leicht Rückschlüsse auf den Rest des Körpers ziehen – Rastlosigkeit und Kopfschmerzen bis hin zu massiven Sehstörungen. Kümmern Sie sich um Ihre Augen und gönnen Sie Ihnen Ruhe.

**Pausen** Unsere Augen sind den ganzen Tag auf Erkundungstour – gönnen Sie ihnen einfach 3- bis 4-mal 2 Minuten Pause, in denen Sie sie einfach schließen.

**Weitblick** Sie verbringen den Großteil des Tages in Gebäuden, sei es zu Hause oder im Büro – da schaut man nicht weit. Gönnen Sie sich, wenn Sie schon nicht zu einem Spaziergang herauskönnen, alle paar Minuten den Blick aus dem Fenster – das Auge ist genetisch darauf programmiert, weit zu sehen.

**Feuchte Luft** In eben diesen Gebäuden, in denen wir einen Großteil unserer Zeit verbringen, ist die Luft meist trocken, manchmal sogar klimatisiert – Gift für unsere Augen. Wenn es draußen regnet, sollten Sie raus gehen. Wer sehr trockene Augen hat, kann sich auch einmal mit Augentropfen behelfen – aber nur vorübergehend.

**Abstand zum Monitor** Viele von uns sitzen viele Stunden vor Computermonitoren. Gehen Sie mit den Augen nicht zu dicht dran, etwa 50 bis 70 Zentimeter sind optimal. Bei der Gelegenheit: Vielleicht sollten Sie mal wieder zum Augenarzt gehen und Ihre Sehschärfe überprüfen lassen?

**Kühlen** Geschwollene Lider? Sie haben sich »heiß geguckt«! Gönnen Sie Ihren Augen einen Kurzurlaub und kühlen Sie sie ein paar Minuten mit einem nassen Waschlappen oder einem Coolpad aus dem Kühlschrank, das Sie in einer Stoffserviette auf die beanspruchte Körperpartie legen.

## Besser atmen – 5 Übungen

Viele Entspannungstechniken haben etwas mit der Atmung zu tun, dem Vorgang, der für die Sauerstoffaufnahme essenziell ist. Stellen wir die Atmung ein, sind wir nach Minuten bewusstlos, nach ganz kurzer Zeit tot – allein daran kann man ermessen, wie wichtig es ist, richtig zu atmen. Für den Stressabbau ist eine richtige Atmung absolut unerlässlich – mit vielen Ängsten z.B. kann man besser umgehen, wenn man auf seine Atmung achtet. Tun Sie das. Und zwar ab sofort.

## 1. Aus dem Bauch heraus

Lernen Sie Ihre Atmung kennen: Setzen Sie sich aufrecht hin, die Hände ruhen auf dem Bauch. Atmen Sie nun ganz tief und bewusst ein und langsam und fließend wieder aus. Fühlen Sie, wie der Atem durch Ihren Körper strömt, wie sich die Lunge mit Luft füllt und wieder leert. Ca. 3 Minuten.

## 2. Ärger wegatmen

Lassen Sie den Stress raus: Setzen Sie sich aufrecht hin. Atmen Sie tief ein und stoßen Sie anschließend die ganze Luft mit einem kräftigen »Ha« wieder aus. 3-mal wiederholen.

## 3. Die Stimme stärken

Stellen Sie sich aufrecht hin, atmen Sie tief ein und singen Sie beim Ausatmen mit halbgeöffnetem Mund einen lang anhaltenden Ton, etwa die Silbe »Om«, ein indisches Mantra. Versuchen Sie, mit dem Ton gleichsam zu verschmelzen. 3- bis 5-mal wiederholen.

## 4. Ruhig werden

Stellen Sie sich aufrecht hin, die Arme liegen ruhig seitlich am Körper. Lassen Sie nun die Füße abwechselnd langsam kreisen und verändern Sie dabei die Größe der Kreise. Spüren Sie nach, wie Sie dabei atmen. Ca. 3 Minuten.

## 5. Hallo wach!

Stellen Sie sich aufrecht hin und lassen Sie die Arme locker hängen. Atmen Sie nun ein und sinken Sie beim Ausatmen weich in die Knie (keine Kniebeugen!). Nach 5 Minuten sind Sie wieder voll konzentriert.

# So wichtig ist Schlaf

Ein Punkt wurde in den Eingangsworten zum Thema »Entspannung« bislang nicht erwähnt, er ist aber so entscheidend, dass er hier ein eigenes kleines Kapitel erhält: der Schlaf. Über ihn reden wir schließlich nur, wenn wir ihn nicht ausreichend erhalten. Dabei ist ein gesunder Schlaf einer der wichtigsten Faktoren für ein ausgeglichenes Leben. Wer viel schläft, hat einen der größten Schritte zu einem entspannten Leben bereits getan.

### Die Würze allen Wesens

Wir verbringen einen großen Teil unseres Lebens im Bett. Doch kaum zu glauben, was viele Menschen so Bett nennen: Völlig durchgelegene Matratzen in einer Schlafecke, meist absichtlich in der hintersten Ecke der Wohnung oder des Hauses, am Ende noch dort, wo die Luft am schlechtesten ist.

Sie merken schon: Der Raum, in dem Sie so viel Zeit verbringen, sollte gemütlich sein, gut belüftet, frei von Kommunikationsanlagen – fernsehen und am Computer arbeiten können Sie im Wohn- oder Arbeitszimmer.

Das Schlafzimmer sollte auch eher ein heller Raum mit Fenstern sein, denn beim Aufwachen wollen Sie von der Sonne begrüßt werden. Allerdings muss er auch gut abzudunkeln sein, denn Sie sollen im Dunkeln schlafen, sonst gerät Ihr Tag-und-Nacht-Rhythmus durcheinander.

**Apropos Rhythmus** Es ist klug, jeden Tag zur gleichen Zeit schlafen zu gehen. Ebenso wie Ihr Körper mit Trainings-, Ernährungs- oder sonstigen Plänen umgeht, freut er sich auch, wenn er zu festen Zeiten seine Dosis Schlaf bekommt. Welche Dosis, werden Sie fragen? Das ist individuell sehr verschieden, und ich nehme an, Sie werden das schon selbst wissen. Es gibt erwachsene Menschen, die 8 bis 9 Stunden Schlaf brauchen, und solche, denen 6 bis 7 Stunden reichen. Der geniale Filmregisseur Rainer Werner Fassbinder hat einmal gesagt: »Schlafen kann ich, wenn ich tot bin.« Er wurde nur 40 Jahre alt.

## Auf das Ambiente kommt es an

Dass Sie eine Top-Matratze, die Sie probegelegen haben, verwenden, versteht sich, dass Sie nicht in einem überheizten Raum schlafen, auch. Über den Einfluss von Elektrosmog wird viel gestritten – wenn Sie ohne Handystrahlen am Bett besser schlafen, haben Sie den Beweis. Ich z. B. möchte nachts schlafen, nicht angerufen werden. Vom Notfallklingeln ein paar Meter weiter wache ich schon auf.

Wenn Sie Einschlafprobleme haben, liegt das oftmals an den genannten Stressfaktoren. Wer tagsüber in Balance ist, kann auch nachts besser ruhen. Eine gute Nacht beginnt am Tag. Das gilt nicht nur für sexuelle Aktivitäten, sondern ebenso für den Schlaf.

**Schlafen heißt loslassen – nicht nur von den Ereignissen des Tages, sondern überhaupt. Wenn es Ihnen gelingt, Ihre Gedanken abzuschalten, schlafen Sie leichter ein und durch – und sind morgens topfit.**

# Yoga nebenbei

Wie bereits kurz erwähnt, muss, wer sich hochfährt, auch herunterfahren können. Die Schauspielerin Ursula Karven, inzwischen eine begnadete Yoga-Lehrerin, hat mir diesen Satz eingeschärft. Wer sich herunterfahren kann, kann auch viel besser einschlafen und bekommt ein Werkzeug in die Hand, Alltagsprobleme besser zu bewältigen.

Mittlerweile sind es längst nicht mehr nur Frauen, die sich mit Yoga befassen – in den USA sind heute bereits über 50 Prozent aller Yoga-Anfänger Männer. Irgendwann habe auch ich eine Entspannungstechnik für mich gesucht. Bewegung und Ernährung waren einigermaßen im grünen Bereich, entspannungstechnisch lief wenig. Ich entdeckte Yoga.

Wer viel Ausdauersport treibt und nicht die richtige Ausgleichsgymnastik dazu, merkt bei Yoga sofort, was er sein Leben lang falsch gemacht hat. Kommen Sie bei gestreckten Beinen mit den Händen auf den Boden? Können Sie die Finger auf dem Rücken verschränken? Wenn ja, sind Sie sicher noch jung oder dehnen Ihren Körper regelmäßig. Ich hatte das mit den Jahren verlernt und kam mir richtig steif vor, trotz, oder vielleicht gerade wegen meines regelmäßigen Ausdauersports.

## Dehnen mit Sofortwirkung

Und jetzt setzte das kleine Wunder ein: Schon nach wenigen Yogasitzungen hatte ich das Gefühl, dass meine Sehnen sich etwas dehnen. Nicht viel, aber immerhin so, dass ich einen Erfolg zu spüren glaubte. Meine Yogalehrerin bestätigte mir diesen Effekt. Heute, ein paar Jahre und viele schöne Yogastunden später, komme ich immer noch nicht mit den Händen auf dem Rücken zusammen – es ist mir aber auch nicht mehr so wichtig. Die Yogaübungen bedeuten mir generell so viel, dass ich damit nicht nur ein spezielles Körperproblem lösen möchte.

**Das A und O des Yoga** Man wird entspannter. Und es sind nicht allein die Dehnungen, deretwegen ich zum Yoga gehe, nicht die beruhigende Schlussentspannung oder die anstrengenden Sonnengrüße. Es ist die Yoga-Zeit an sich, in der ich mich aus meinem Alltag schäle und in eine völlig andere Welt eintauche. Anfangs fiel es mir sichtlich schwer, meine Gedanken von den Dingen, die an diesem Tag passiert waren, zu lösen, heute kann ich es – nicht immer, aber immer besser.

## Morgengruß

Während morgens der Computer hochfährt: Handflächen vor dem Herzen zusammenführen. Einatmen und die Arme vor dem Herzen langsam nach oben führen, bis der Kopf zwischen den Armen eingeklemmt ist. Ausatmen, Hände verschränken, Handflächen nach außen drehen und Arme über dem Kopf so weit wie möglich nach oben recken. In die Dehnung hineinatmen, bis die E-Mails auf dem Bildschirm erscheinen. Die Übung dehnt die Arme, lockert die Schultern und sorgt für inneres Gleichgewicht.

## Entspannung zwischendurch

Schuhe ausziehen, an die Kante des Bürostuhls rücken. Die Füße stehen nebeneinander auf dem Boden. Die Hände hinter dem Rücken verschränken, Arme gerade nach hinten ausstrecken. Tief einatmen und Rücken gerade nach oben recken. Beim Ausatmen langsam vornüberbeugen und die Arme so weit wie möglich über den Kopf nach vorn führen. Ein Gürtel hilft, wenn das Verschränken der Hände zu anstrengend ist. So lange in der Position bleiben, bis die Energie zurückkommt. Beim nächsten Einatmen langsam nach oben kommen. Die Übung streckt die Armmuskeln, lockert die Schultern und verstärkt die Durchblutung des Kopfes.

### Grüne Welle – Yoga im Auto

Bei jedem Warten an einer roten Ampel: Einatmen, die Schultern weit nach oben ziehen. Ausatmen, dabei die Schultern absinken lassen. So lange wiederholen, bis die Ampel Grün zeigt. Wem das zu langweilig ist, der zieht die Schultern im Wechsel hoch und runter. Die Übung lockert die Schultern, das »vergessene Gelenk«, dem wir viel zu wenig Aufmerksamkeit widmen.

### Rückenpower

Sie sitzen aufrecht auf dem Bürostuhl. Die Beine sind zusammen, die Füße flach auf dem Boden. Die linke Hand auf das rechte Knie legen, mit der rechten Hand auf dem Sitz hinter sich abstützen. Die Finger zeigen dabei nach hinten. Einatmen und den Rücken gerade nach oben strecken. Anschließend wieder ausatmen und den Oberkörper sanft nach rechts drehen. Bei jedem Einatmen nach oben strecken, bei jedem Ausatmen sanft weiter nach hinten drehen, dabei die Schulterblätter entspannt lassen. 3-mal durch die Nase ein- und ausatmen. Dann langsam wieder zur Mitte zurückdrehen und die Übung auf der anderen Seite wiederholen. Sie macht Rückgrat und Nacken flexibler, löst Verspannungen in der Rückenmuskulatur und bringt die Verdauung in Schwung.

### Fit for Freizeit

Sie sitzen aufrecht auf dem Bürostuhl. Die Arme links und rechts aufstützen und fest durchdrücken. Tief durch die Nase ein- und ausatmen. Beim nächsten Einatmen die Beckenbodenmuskulatur und die Arme anspannen, den Po mit aller Kraft nach oben heben. Beim Ausatmen wieder absetzen. Beim nächsten Einatmen wieder hoch. 3- bis 5-mal wiederholen, wer kann, öfter. Die Übung kräftigt und stärkt die Muskulatur, verbessert die Haltung und bringt reichlich Energie.

# Wellness – der Megatrend

Hinter dem irgendwie angenehm klingenden Begriff »Wellness«, der recht schwammig wohlige Wärme, Wasser, Massagen und den Duft von Pflanzen und Ölen verspricht, verbirgt sich vor allem ein Marketing-Hype. Denn worum auch immer es sich dabei handelt: Es füllt die Wochenendbeilagen der Tageszeitungen, bringt eigene Zeitschriften und Internetportale hervor, und ein Hotel, das heutzutage kein Wellness-Programm anbietet, ist mega-out.

Letztlich beschreibt Wellness, wichtige Stütze einer ganzheitlichen Gesundheitsstrategie, nichts anderes als unseren Dreiklang von Ernährung, Bewegung und Entspannung. Und genau genommen gibt es Wellness auch schon ewig. Seit Jahrzehnten gehen die Deutschen in die Sauna – fast jedes Hotel hat eine und manchmal auch noch einen Swimmingpool. Dazu ein paar Massageräume in der Nähe des Fitnessstudios – fertig ist der Wellnessbereich.

**Was passt zu Ihnen?** Wellness ist natürlich immer das, was man daraus macht. Ob Sie sich im Wellnesstempel bei Kerzenschein mit Massagen und Duftölen verwöhnen lassen oder die heimische Badewanne mit Quietsche-Entchen vorziehen – Hauptsache, Sie fühlen sich wohl. Und wenn Sie außer dem Quietsche-Entchen auch noch den Partner oder die Partnerin zum Mitmachen überreden können, kann das ein schöner Abend werden.

Bei allen Wellnessanwendungen ist es entscheidend, dass Sie für sich selbst herausfinden, was Sie mögen und schließlich auch dabei bleiben. Allein dann stellt sich eine nachhaltige Wirkung ein.

# Zurück zur Natur

Alles, was dieses Buch ausmacht, hat mit der Natur oder mit natürlichen Prozessen zu tun. Und so sollten Sie bei allem, was Sie tun, versuchen, wieder möglichst nah an die natürliche Bestimmung der Dinge heranzukommen. In der Natur sind Autos nicht vorgesehen, wenn Sie verstehen, was ich meine. Auch Salami mit 26 chemischen Zusätzen gibt es nicht, Spaghetti-Eis und die Computer-Simulation des Grand Canyon plus Power-Rafting via Playstation schon gar nicht.

Nein, natürlich möchte ich Ihnen hier nicht die vielfältigen Segnungen der Zivilisation madig machen – ich erwähnte ja bereits, dass ich auch mal Fast Food esse oder in digitale Fantasien abtauche. Es ist aber entscheidend, dies bewusst zu tun.

## Neues Lebensgefühl

Klingt das nicht verlockend? Raus aus der muffigen Bude in die Natur, den Wind und die Sonne spüren, die Wellen rauschen und die Vögel zwitschern hören, die Augen möglichst weit schweifen lassen – ohne die Anzeichen eben jener Zivilisation, die uns tagtäglich umgibt. Die Natur schenkt uns etwas, was wir für kein Geld der Welt kaufen können, etwas unglaublich Großes, Mächtiges und Kostbares, das schon vor Jahrmillionen genau dort war, wo es jetzt ist.

Natur muss natürlich nicht immer der Südseestrand oder der Himalaja sein. Sie können Natur auch direkt vor der eigenen Haustür entdecken.

Ich z. B. mag Outdoor-Sportarten. Ich fahre Ski, Fahrrad und wandere gelegentlich, skate nicht ganz schlecht, und auch auf dem Wasser findet man mich ab und zu. Besonders wichtig ist mir dabei jedoch ein ökologisches Bewusstsein – die Natur schenkt mir etwas, also verhalte ich mich entsprechend dankbar und respektvoll. Reihen auch Sie sich nicht bei den vielen gedankenlosen Menschen ein, die gar nicht merken, welche Folgen ihr Ausflug in die Natur möglicherweise hat.

**Lernen Sie das große Geschenk der Natur schätzen – und lernen Sie, die Natur zu schützen!**

# Lachen ist gesund

»Ein Tag ohne Lachen ist ein verlorener Tag« hat Charlie Chaplin einmal gesagt, und dies ist mittlerweile sogar wissenschaftlich bewiesen. Untersuchungen haben ergeben, dass Lachen nicht nur die vielen Muskeln stärkt, die im Gesicht an diesem Vorgang beteiligt sind – insgesamt 17 –, es entspannt sogar einige andere Muskeln im Körper. Lachen senkt den Blutdruck, stärkt die Lungenfunktion und begünstigt das Herz-Kreislauf-System. Auch das Immunsystem freut sich, weil Abwehrstoffe gebildet werden, die mithelfen, dass man bei vielen Erkrankungen schneller wieder gesund wird – selbst Krebszellen haben so weniger Chancen. Dass beim Lachen auch Endorphine, Glückshormone, entstehen, kann man sich jetzt schon relativ leicht vorstellen, dass die daraus resultierende Entspannung sogar Schmerzen lindern kann, ist erstaunlich – und erfreulich. Kein Wunder also, dass fröhliche Menschen es im Leben häufig leichter haben. Ist die Fröhlichkeit echt – nicht nur Fassade –, werden diese Menschen meist auch seltener krank.

## 5 Tipps für schöne Zähne

Nicht unbedingt nötig zum Lachen, aber doch sehr vorteilhaft dafür, sind schöne Zähne. Wer die hat, kann unter Umständen gleich ein wenig befreiter lachen – im Folgenden finden Sie ein paar wichtige Zahnpflegetipps.

Lachen Sie jetzt nicht: Laut Statistik kauft jeder Deutsche im Schnitt etwas mehr als eine Zahnbürste pro Jahr – für ausreichende Zahnpflege wären mindestens 6 nötig! Weit über 90 Prozent aller Deutschen haben Zahnprobleme – das ist schon keine Volkskrankheit mehr, das ist leider offenbar normal.

**Bürsten** Jeder weiß, wie Zähneputzen geht, es macht aber wohl kaum einer richtig, sonst hätten unsere Zahnärzte nicht so viel zu tun. Ob Elektrobürste oder per Hand – Hauptsache, Sie bürsten Ihre Zähne von oben nach unten mindestens 2-mal täglich und nach üppigen Mahlzeiten oder süßem Zeug lieber noch einmal mehr.

**Mundgeruch** Hat mit den Zähnen meist nichts zu tun und ist für die Mitmenschen oft unangenehmer als für den Betroffenen selbst. Mundgeruch entsteht, wenn sich Bakterien durch die Schleimhäute arbeiten und dort die Reste von Lebensmitteln zersetzen. Pfefferminzbonbons helfen nur für kurze Zeit, hier ist allein eine vernünftige Mundhygiene angesagt. Zähneputzen, siehe oben, Zahnzwischenräume, siehe unten – bis dahin bearbeiten Sie bitte auch gelegentlich Ihre Zunge, denn da sammelt sich besonders gerne so allerlei bakterieller Restmüll an. Die Zunge reinigen Sie am besten mit einem speziellen Schaber (Apotheke) oder Mundwasser – nur nicht zu lange, denn neben den bösen Bakterien tötet das Mundwasser auch die guten ab.

**Zahnzwischenräume** Vergessen Sie nicht, täglich auch die Zahnzwischenräume zu säubern, am besten mittels Zahnseide, Zahnstochern oder speziell dafür entwickelten Bürstchen. Das gilt auch und gerade, wenn Sie Kronen, Brücken oder Implantate haben. Mundduschen sind nicht optimal, da sie oftmals nicht an den Kern der Verschmutzung heranreichen. Bitte nur zusätzlich nutzen.

**Zahnersatz** Wenn das Putzen nichts genützt hat – oder Sie es über Jahrzehnte nicht richtig gemacht haben –, gibt es heute guten Ersatz. Zunächst Kronen und Brücken, wenn das alles nicht mehr hilft, setzt der Zahnarzt Implantate ein, mit denen Sie auch später noch kraftvoll zubeißen können. Es gibt sie erst seit rund 20 Jahren, aber inzwischen hat man ausreichend Langzeiterfahrungen: Professionell eingesetzt, sind sie ein fast vollwertiger Ersatz für die eigenen Zähne. Nachteil: Relativ aufwendig einzusetzen – und recht teuer.

**Unterwegs** Zahnbürste vergessen? Keine Zahnseide mehr? Okay – die große Ausnahme: Sie dürfen in diesem Fall auch mal spezielle Zahnkaugummis kauen. Die schmecken wie andere Kaugummis, enthalten aber einen speziellen Süßstoff, der zwar nicht reinigt, aber immerhin eine Anti-Karies-Wirkung hat. Ab morgen wieder putzen!

# Der beste Sex

Dies ist sicher das Kapitel, das viele Menschen zuerst aufschlagen in einem Buch, das sich mit dem ganzheitlichen Dreiklang von Ernährung, Bewegung und Entspannung befasst. Die Überschrift soll provozieren – und warum auch nicht?

Die Sache mit der Fortpflanzung regelt die Natur bekanntlich mehr oder weniger von selbst, hier gibt es nicht mehr viel zu erklären. Doch inwieweit hat die Natur wirklich den hochentwickelten Menschen im Plan? Denn weit über das Reproduktive hinaus werden von jedem Menschen unzählige Sexualhormone produziert, ohne die ein gesundes Menschenleben gar nicht möglich wäre.

Sexualität ist richtig und wichtig, übrigens in jedem Alter. Spezielle Alterssexualität gibt es, rein medizinisch, nicht. Natürlich gibt es durch die Wechseljahre Veränderungen – aber sie bedeuten keinesfalls das Ende der Sexualität in einer Paarbeziehung. Dafür sorgen eher externe Faktoren, wie z. B. ein ungesunder Lebenswandel. Übergewicht, Alkohol und ein unausgeglichenes Leben verhindern oftmals eine befriedigende Sexualität – wer hier an sich arbeitet, kann ganz viel wieder geraderücken. Insofern lautet der erste Tipp für den besten Sex: Bewegung, Ernährung und Entspannung. Haben Sie schon geahnt, oder?

## Lust statt Frust

Doch manchmal klappt es auch in Beziehungen nicht, in denen die Partner den Dreiklang von Bewegung, Ernährung und Entspannung berücksichtigen. Manch eine hat einfach keine Lust, manch einer kann nicht, und wenn, nur mithilfe der neuen Lifestyledroge Viagra oder ihrer Verwandten. Bei vielen Paaren sackt, statistisch betrachtet, die Zufriedenheitsquote über die Jahre einer Beziehung hinweg irgendwann ab und steigt auch nicht wieder an.

**Das muss nicht sein!** Vielen Menschen fehlt es schlicht an Selbstbewusstsein, sich gegenseitig zu verraten, wo es möglicherweise Probleme gibt. Sie trauen sich nicht, ihrem Partner oder ihrer Partnerin ihre Wünsche mitzuteilen und einfach einmal auszusprechen, was sie gerne hätten. Was man vermeintlich nicht möchte, ist ja seit Jahren klar, oder? Dabei kann, gerade in einer Langzeitbeziehung, durchaus auch einmal herauskommen, dass man sich einig darüber ist, zum Partner eine gewisse Zeit auf Distanz zu gehen – damit die Nähe dann wieder richtig Spaß macht. Um dahin zu kommen, müssen Sie natürlich miteinander reden. Das ist das Entscheidende überhaupt: Wünsche, die der Partner nicht kennt, bleiben zwangsläufig unerfüllt. Aber wie redet man zum Thema »Sex« miteinander?

**Gegenseitiger Respekt** Ohne Respekt geht nichts. Selbst wenn das, was Ihr Partner Ihnen anträgt oder sich wünscht, aus Ihrer Sicht unmöglich ist, sollten Sie ihm das ganz ruhig und entspannt sagen. Wenn Sie ihm oder ihr etwas »an den Kopf knallen«, wird die Reaktion sein, das dies für lange Zeit das letzte Gespräch war.

**Positives Feedback** Ihr Partner soll wissen, dass Sie gerne mit ihm zusammen sind – zeigen Sie es ihm also auf Ihre Weise, z. B. mit kleinen Gesten und wohligen Geräuschen. Geben Sie ihm die Chance, im Bett gut zu sein – wenn er es nicht wirklich ist, tun Sie vorsichtig etwas dafür, dass sich das ändert, indem Sie es ihm – positiv! – mitteilen.

**Immer ehrlich und offen** Viel zu oft redet man um den heißen Brei herum. Sagen Sie ihm, was Ihnen an diesem Abend konkret nicht gefallen hat, und wie Sie glauben, dass man das beim nächsten Mal besser hinbekommen kann. Sagen Sie es zärtlich und nicht vorwurfsvoll. Warum wollen Sie eigentlich mit Ihrem Partner ins Bett?

**Keine Totschlag-Argumente** »So etwas machst du ja sowieso nicht mit mir!« oder »Du hast ja eh nie Lust!« – wer sich partnerschaftlich zum Thema »Sex« verständigt, hat mit solchen Argumenten beste Chancen, das Gespräch zu beenden, bevor es begonnen hat.

**Niemals im Bett** Wenn Sex schief geht, dann immer im Bett! Es ist also der falsche Ort und die falsche Zeit, darüber zu reden, wenn es gerade mal wieder nicht so gut funktioniert hat. Nutzen Sie eine andere gute Gelegenheit, vielleicht einen gemeinsamen Spaziergang, ein gutes Abendessen, vielleicht auch ein gemeinsames Glas guten Rotwein am nächsten Abend. Erst einmal entspannen.

# Die Zigarette danach

Ob es nun geklappt hat oder nicht – ein Zigarettchen danach biegt das Erlebte oftmals wieder hin, verstärkt die Entspannung, entspannt überhaupt, jedenfalls haben Sie hier schon viele positive Erfahrungen gemacht, nicht wahr? Das subjektive Gefühl der Wohligkeit, das mit der Aufnahme des Nikotins durch Ihren Körper strömt ... Das brauchen Sie bald nicht mehr, denn es ist eine Chimäre – es scheint nur, als ob Sie sich wohlfühlen, denn in Wahrheit sind Sie nikotinsüchtig und können nicht mehr anders. So einfach ist das, und ich zähle an dieser Stelle nicht die inzwischen massenhaften wissenschaftlichen Belege dafür auf. Auch wenn das Rauchen in unserer Gesellschaft inzwischen vergleichsweise geächtet ist: Es gibt – vielleicht gerade deswegen – immer noch sehr viele Raucher. Auch wenn sie mittlerweile »leider draußen bleiben« müssen, nicht nur aus Restaurants, sondern auch aus vielen Privatwohnungen.

## Ein Zigarettchen in Ehren ...

Na ja, die eine oder andere Entspannungszigarette nach dem Essen wird mich schon nicht umbringen, sagen viele und zitieren neue Studien, die behaupten, dass die schädlichen Wirkungen des Rauchens durch Sport gemindert würden. Doch an diesem Punkt bin und bleibe ich dogmatisch: Mit dem Rauchen muss Schluss sein, wenn man sich über Bewegung, Ernährung und Entspannung Gedanken macht. Die Forschung ist sich hier nämlich einig – eine einzige Zigarette ist bereits zu viel, nicht nur aufgrund des Suchtpotenzials.

Ich weiß es aus eigener Erfahrung: Als Student rauchte ich reichlich und habe immer wieder versucht, es aufzugeben. Aber länger als ein paar Monate habe ich es damals nie geschafft. Nach etwa 7 Jahren ist die Sucht weg, sagen manche, die es angeblich wissen. Ich sage, das stimmt nicht, die Sucht bleibt lebenslang. Ich habe jetzt 10 Jahre nicht geraucht und davor etwa 10 Jahre sehr wenig – ich könnte morgen wieder anfangen. Ein Teufelszeug!

**Auch Passivrauchen ist schädlich** Mitunter ist das »Mitrauchen« sogar gefährlicher als das Aktivrauchen, denn der sogenannte Nebenstromrauch, den wir unbewusst einziehen, wenn ein Raucher in unserer Nähe ist, kommt bis in die kleinsten Verästelungen der Lunge.

Und die Lunge vergisst nichts! Viel langsamer als Ihr Kreislaufsystem regeneriert sie sich, und wenn ein Ex-Raucher nach 20 Jahren Rauchen und 20 Jahren Nichtrauchen doch noch Lungenkrebs bekommt, wird er wissen, warum.

Wie ich es geschafft habe, mit dem Rauchen aufzuhören? Ich habe aufgehört, weil ich es wollte. Einfach so. Ich habe nachgedacht und aufgehört. Versuchen auch Sie es so lange, bis Sie es geschafft haben. Die Nikotinsucht ist so schädlich, dass hier sogar der Zweck die Mittel heiligt. Raucherseminare, Nikotinpflaster, Pillen, Hypnose? Egal, legen Sie los.

**Wer den Dreiklang Bewegung, Ernährung und Entspannung so lebt, wie er hier beschrieben wird, will nicht mehr rauchen und hört damit auf. Davon bin ich überzeugt.**

# Fit im Kopf

Schlagfertig, gedankenschnell und schlau – das wären wir sicherlich alle gern. Und die, die es schon sind, wollen es noch ein bisschen mehr sein. Und das ist auch wichtig und richtig so. Die global vernetzte Welt verlangt zunehmend nach dem sogenannten Multitasking – nach der Fähigkeit, wichtige und voneinander unabhängige Vorgänge gleichzeitig im Auge zu behalten, sie zu bewerten und gegebenenfalls unverzüglich zu handeln. So sollten wir für jede Möglichkeit dankbar sein, die unserem Intelligenzquotienten auf die Sprünge hilft und unser Gehirn fit hält – wenn möglich, bis ins hohe Alter.

## »Dynamische Bewegung«

Ganz erstaunlich sind dabei die seit Jahrhunderten bekannten Zusammenhänge zwischen einem gesunden Körper und einem gesunden Geist, auch wenn das berühmte Zitat »Mens sana in corpore sano« ursprünglich eher satirisch gemeint war. Es ist wissenschaftlich bewiesen, dass geistige Fähigkeiten sich mithilfe unseres inzwischen wohlbekannten Dreiklangs relativ leicht verbessern lassen.

Prof. Wildor Hollmann, gewissermaßen der Großmeister der deutschen Sportwissenschaft, sagte im FIT FOR FUN-Interview, dass körperliche Aktivitäten helfen, den normalen Zellenschwund im Gehirn nicht nur zu stoppen – sie helfen sogar bei der Bildung neuer Gehirnzellen mit, was in der Medizin noch vor 10 Jahren als unmöglich galt. Optimal geeignet scheint in diesem Zusammenhang die sogenannte dynamische Bewegung zu sein, d.h. Bewegung, die zusätzliche Gehirntätigkeit mit einschließt. Sie sollten sich also während des Joggens oder Radfahrens eine Aufgabe stellen. Prägen Sie sich z.B. alle besonders schönen Landschaftsgegebenheiten ein oder führen Sie gleichzeitig Koordinationsübungen mit Armen und Händen aus. Geeignet sind auch Balance-Übungen und bewusste Atemtechniken (siehe S. 104f.).

Etwas besonders Gutes tun Sie z.B. beim Tanzen für Ihr Gehirn: Einerseits bewegen Sie sich viel, andererseits koordinieren Sie die unterschiedlichsten Bewegungsabläufe und aktivieren dadurch sowohl die linke als auch die rechte Gehirnhälfte.

**Gehirnjogging nebenbei** Halten Sie sich auch mit gelegentlichem Gehirnjogging fit. Hier ist alles erlaubt, was die Gedächtnisleistung stärkt. Wenn Sie also kein Interesse an, sagen wir, der Weltgeschichte mit ihren wichtigen Jahren haben, dann lernen Sie doch einfach jede Woche die Telefonnummer eines guten Freundes auswendig. Schon nach wenigen Monaten, in denen Sie die früher gelernten Nummern natürlich immer wieder repetieren sollten, werden Sie merken, dass es Ihnen von Woche zu Woche leichter fallen wird, sich die Nummern zu merken – ganz abgesehen davon, dass Sie nun ein wandelndes Auskunftsbüro für Ihre Freunde sind.

**Neben der geistigen Nahrung braucht das Gehirn natürlich auch körperliche. Ausreichend Flüssigkeit, vor allem Wasser, fördert die Durchblutung unserer Denkmaschine. Gute Nährstofflieferanten für die kleinen grauen Zellen sind mageres Fleisch, Hering, Walnüsse, Müsli und Oliven.**

# Gesundheit entspannt ungemein

Die Strategien, die uns vor Krankheit schützen, kennen wir mittlerweile recht gut. Sie wissen schon: Viel Bewegung, gesundes Essen, wenig Alkohol, keine Zigaretten. Und fast täglich ergänzen Experten unser Wissen mit neuesten Erkenntnissen zur optimalen Prävention. Es könnte im Grunde alles ganz einfach sein – wir müssten uns nur an die Regeln halten. Trotzdem laufen nicht wenige ständig zum Arzt, um mit den Mitteln der immer feiner arbeitenden Diagnostik ihren Gesundheitszustand checken zu lassen. Aber wehe, wenn dann das Labor, das Ultraschallgerät oder der Magnetresonanztomograf fündig werden! Egal, wie minimal der Befund auch sein mag – und glauben Sie mir, die Geräte der neuesten Generation finden auch die allerkleinste Unregelmäßigkeit, ja die gibt es auch bei Ihnen – dieser Befund wird möglicherweise eine »tour de médecine« in Gang setzen, die uns vor Sorge erst richtig krank werden lässt – und von Entspannung keine Spur.

## Vorsorge ist lebenswichtig

Ein paar der möglichen Vorsorgeuntersuchungen allerdings sollten Sie trotz Ihrer gesunden Lebensführung vornehmen lassen – welche genau, hängt letztlich mit Ihrer individuellen Krankenakte und sicherlich auch mit dem möglichen Wissen um Ihre genetische Prädisposition zusammen. Wenn in Ihrer Familie z. B. gehäuft Herz-Kreislauf-Erkrankungen aufgetreten sind, werden Sie in dieser Hinsicht sicherlich besondere Vorsicht walten lassen. Einige der wichtigsten Vorsorgeuntersuchungen finden Sie im folgenden Abschnitt – gehen Sie ruhig hin, aber übertreiben Sie es nicht. Mir selbst genügt alle 2 Jahre ein Check-up beim Hausarzt mit Belastungs-EKG, Überprüfung der Lungenfunktion, sämtlichen Blutwerten und Ultraschall der inneren Organe. »Sie sind ein gesunder Mann«, resümierte mein Arzt beim Blick auf die Werte und meinte dann knapp: »Weiter so, viel bewegen und frisch ernähren.«

## Gesundheits-Check-ups von A bis Z

**Allergien** Leider muss jeder Allergiker selbst herausfinden, welche Lebensweise ihm am besten zuträglich ist. Eine gesunde Ernährung, die bekannte Allergene ausschließt, hilft manchmal, aber nicht immer.

**Brustkrebs** Die Methoden, diesen tückischen Krebs zu erkennen, werden immer besser. Wer familiär vorbelastet ist, sollte sich bereits ab dem 35. Lebensjahr regelmäßig untersuchen lassen. Auch wenn die Mammografie die Untersuchungsmethode der Stunde ist – die Magnetresonanztherapie (MRT) ist hier viel genauer, da sie Karzinome schon entdecken kann, wenn diese noch sehr klein sind.

**Darmkrebs** Die Felix-Burda-Stiftung hat es geschafft, durch bessere Vorsorge die Sterbensrate drastisch zu senken. Im Frühstadium erkannt, ist Darmkrebs fast immer heilbar, im (schmerzlosen) ersten Tumorstadium erkannt, fast immer tödlich. Ein einfacher Stuhltest gibt Anhaltspunkte, eine Darmspiegelung Sicherheit. Bei bestehendem familiärem Risiko schon ganz früh zur Vorsorge, ansonsten bitte ab dem 50. Lebensjahr.

**Gebärmutterhals- und Eierstockkrebs** Regelmäßige Kontrollen sind für alle Frauen notwendig. Junge Frauen sollten sich vor ihrem ersten Geschlechtsverkehr gegen die sogenannten Papilloma-Viren impfen lassen – dadurch sinkt das Risiko, jemals Gebärmutterhalskrebs zu entwickeln, um 50 Prozent.

**Grüner Star** Das Glaukom wird oft viel zu spät entdeckt und kann dann zur Erblindung führen. Ab dem 40. Lebensjahr regelmäßig den Innendruck des Auges prüfen lassen.

**Hautkrebs** Der Krebs, der immer häufiger auftritt, weil die Menschen sich trotz aller Warnungen zu sorglos der Sonne aussetzen. Unbedingt vor jedem Sonnenbad eincremen und sich verändernde Leberflecke sowie Pigmentstörungen lieber einmal mehr dem Arzt zeigen.

**Herz und Kreislauf sowie Blutwerte** Ab dem 35. Lebensjahr sollten Sie sich alle 2 Jahre checken lassen.

**Magenschleimhautentzündung** Viele chronische Magenbe-
schwerden werden von Helicobacter pylori ausgelöst. Den weist
ein Test beim Hausarzt zuverlässig nach.

**Prostatakrebs** Für alle Männer: Beim Check-up nicht vergessen, nach dem Prostata-Tast-Test zu fragen. 100 Prozent sicher
ist der allerdings auch nicht, ein sogenannter PSA-Test ist da
eventuell genauer. Wer den Verdacht hat, mit seiner Prostata
sei etwas nicht in Ordnung, hat in der Regel Zeit, mehrere Mei-
nungen einzuholen, denn Prostata-Krebs wächst in der Regel
langsamer als andere Krebsarten.

**Schilddrüsenfunktion** Viele Menschen leiden unter Schilddrü-
senproblemen und müssen ein Leben lang Medikamente nehmen. Oftmals besteht eine genetische Vorbelastung – fragen
Sie auf jeden Fall Ihre Verwandten ersten Grades danach, denn
dann zahlt die Kasse. Allgemein bekommt man das Problem
sehr gut in den Griff.

**Sportmedizinische Untersuchung** Wer sportlich an Wettkämp-
fen teilnimmt, z. B. am Marathon, sollte sich vom Sportarzt checken lassen. Der definiert Ihre Leistungsfähigkeit und erkennt
Schwächen. Kosten: ab 125 Euro.

**Zahnprophylaxe** Schwelende Zahnentzündungen können den
ganzen Menschen krank machen. Wenn Sie kein ausgewiesen
zahngesunder Mensch sind – und das sind leider nur die we-
nigsten –, sollten Sie einmal im Jahr zur zahnärztlichen Kontrol-
le gehen, um die Löcher zu versorgen. Kosten: übernimmt die
Krankenkasse.

# Register

# Impressum

## Danksagung

Ohne die Recherchen der FIT FOR FUN-Fachredakteure gäbe es dieses Buch nicht: Achim Sam, Andreas Leicht, Christian Sobek, Christo Förster, Conny Brammen, Dörte Wilke, Emine Cekirge, Franziska Wischmann, Gunnar Ebmeyer, Heike Schönegge, Inga Paulsen, Jochen Harberg, Matthias Heinze, Rüdiger Frank, Tobias Hatje. Dank auch an die Experten Prof. Dr. Michael Hamm, Stefan Glowacz, Dr. Thomas Wessinghage und Ursula Karven sowie Bernd, Eduard, Henning, Margreth und besonders Martina.

## Hinweis

Die Ratschläge/Informationen in diesem Buch sind vom Autor und Verlag sorgfältig erwogen und geprüft, dennoch kann eine Garantie nicht übernommen werden. Eine Haftung des Autors bzw. des Verlags und seiner Beauftragten für Personen-, Sach- und Vermögensschäden ist ausgeschlossen.

## Impressum

© 2008 by Südwest Verlag, einem Unternehmen der Verlagsgruppe Random House GmbH, 81637 München.

**Redaktions- und Projektleitung** Silke Kirsch
**Layout, DTP, Gesamtproducing** v|Büro – Jan-Dirk Hansen, München
**Redaktion** Dr. Ulrike Kretschmer, München
**Korrektorat** Susanne Langer, Traunstein
**Umschlaggestaltung & Konzeption** R. M. E Eschlbeck/Kreuzer/Botzenhardt
**Druck und Verarbeitung** Těšínská Tiskárna, a.s, Český Těšín

Printed in Czech Republic

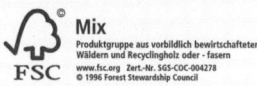

**Mix**
Produktgruppe aus vorbildlich bewirtschafteten Wäldern und Recyclingholz oder -fasern
www.fsc.org Zert.-Nr. SGS-COC-004278
© 1996 Forest Stewardship Council

Verlagsgruppe Random House FSC-DEU-0100
Das für dieses Buch verwendete FSC-zertifizierte Papier *Maxioffset* wurde produziert von UPM Kymmene, Dörpen, und geliefert von der IGEPA.

ISBN 978-3-517-08460-2
9817 2635 4453 6271